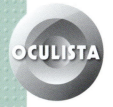 編集企画にあたって…

　ERGは網膜機能を他覚的に評価できる唯一の検査であり100年以上も前に開発され，ERGの基礎研究で有名なGranit先生は1967年にノーベル賞を受賞されました．基礎研究から得られた知識を用いてERGが臨床に用いられると，画像検査が限られた時代にはERGは網膜診療のなかでも非常に重要な役割を果たしました．多くの研究施設がERGの研究を行い，わが国を含め多くの重要な知見が報告されました．一方，近年ではOCTを中心とした画像診断の進歩により網膜形態を観察できるようになり，検査の正確性や所見のわかりやすさから画像診断が網膜診療の主流になってきております．ただ，画像検査では異常を捉えることができずERGが診断に必須の疾患も多くあり，網膜診療におけるERGの役割は依然大きいです．
　近年，米国のLKC社と日本のTOMEY社から皮膚電極専用のERG装置が開発されました．そのことで，今までの角膜電極を用いたERG記録を躊躇させてきた要因の一つである患者への侵襲が大幅に軽減され，小児などでも以前に比べ簡単にERGが記録できるようになりました．さらに，これらのERG装置は電源につながってないため，今までの機器に比べ電流からくる交流波ノイズの影響を受けにくくシールドルームなどの特殊な環境でなくても記録ができるようになりました．まさに誰でもERGが記録できる時代になっています．ただ，ERGというと波形の解釈が難しく苦手に感じる眼科医が多いのも事実です．
　この企画にあたっては，ERGの種類，記録法，波形を理解するのに大切なERGの網膜細胞起源という基本的な内容から，実臨床でERGが役に立つ先天性・後天性疾患，上級者向けに視神経の評価と動物実験におけるERGの記録方法という内容でERGのエキスパートの先生に解説していただきました．若い眼科医から網膜を専門とする先生，視能訓練士の先生を含め多くの方に読んでいただき，少しでも苦手意識を改善できればと考えております．最初から読んでいただいてもERGに対する理解は深まると思いますが，実際の臨床現場でERGの波形の読み方がわからなかったときに読んでみても勉強になります．本書によりERGに興味をもっていただく方が一人でも増え，多くの患者の診断や網膜機能の評価につながることを期待して巻頭言とさせていただきます．

2024年12月

上野真治

KEY WORDS INDEX

和　文

あ
悪性黒色腫関連網膜症 • 38
陰性型 ERG • 32
ウサギ • 76
炎症 • 67
黄斑局所 ERG • 48
黄斑部局所 ERG • 1
オカルト黄斑ジストロフィ • 48
off 型双極細胞 • 10
on 型双極細胞 • 10

か
癌関連網膜症 • 38
杆体応答 • 10
急性帯状潜在性網膜外層症 • 1, 48
局所網膜電図 • 57
国際臨床視覚電気生理学会 • 5
混合応答 • 10

さ
サル • 76
視サイクル • 21
視細胞障害による先天停在性夜盲 • 21
錐体応答 • 10
錐体ジストロフィ • 21
全視野 ERG • 1, 5
先天性錐体機能不全 • 21
先天停在性夜盲 • 32
先天網膜分離症 • 32
双極細胞 • 32

た, は
多局所 ERG • 1, 48
多局所網膜電図 • 57
多発消失性白点症候群 • 48
光シグナル伝達 • 21
非腫瘍関連自己免疫網膜症 • 38
ビタミン A 欠乏症 • 38
ヒドロキシクロロキン網膜症 • 1
皮膚電極 • 67
フリッカー応答 • 10

ま
マウス • 76

明所視陰性応答 • 10
網膜機能 • 76
網膜色素変性 • 21
網膜神経節細胞 • 57
網膜電図 • 57
網膜変性 • 67

欧　文

A, B, C
acute zonal occult outer retinopathy • 1, 48
AZOOR • 1, 48
bipolar cells • 32
cancer associated retinopathy • 38
CAR • 38
cone dystrophy • 21
cone response • 10
congenital cone dysfunction • 21
congenital stationary night blindness • 32
congenital stationary night blindness caused by photoreceptor dysfunction • 21
congenital X-linked retinoschisis • 32

E, F
electroretinogram • 57
ERG • 57, 76
flicker response • 10
focal ERG • 57
focal macular electroretinogram • 48
focal macular ERG • 1
full-field ERG • 1, 5

H, I
HE-2000 • 67
hydroxychloroquine retinopathy • 1
inflammation • 67

International Society for Clinical Electrophysiology of Vision • 5
ISCEV • 5

M
MAR • 38
melanoma associated retinopathy • 38
MEWDS • 48
mfERG • 48
mixed rod-cone response • 10
monkey • 76
mouse • 76
multifocal electroretinogram • 48
multifocal ERG • 1, 57
multiple evanescent white dot syndrome • 48

N, O
negative ERG • 32
nonparaneoplastic AIR • 38
occult macular dystrophy • 48
off-type bipolar cells • 10
OMD • 48
on-type bipolar cells • 10

P, R
PhNR　57
photopic negative response • 10, 57
rabbit • 76
RETeval® • 67
retinal degeneration • 67
retinal function • 76
retinal ganglion cell • 57
retinitis pigmentosa • 21
RGC • 57
rod response • 10

S, V
skin electrode • 67
visual or retinoid cycle • 21
visual phototransduction • 21
vitamin A deficiency • 38

WRITERS FILE
(50音順)

上野 真治（うえの しんじ）
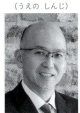
1998年	名古屋大学卒業
2000年	同大学眼科入局
2004年	同大学大学院医学系研究科修了 西尾市民病院眼科
2005年	ジョンスホプキンス大学眼科，研究員
2008年	名古屋大学大学院医学系研究科眼科学，助教
2014年	同，講師
2021年	同，准教授
2022年	弘前大学大学院医学研究科眼科学，主任教授

小南 太郎（こみなみ たろう）
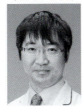
2010年	名古屋大学卒業
2011年	同大学眼科入局
2016年	同大学大学院医学系研究科総合医学専攻修了
2018年	同大学医学部附属病院眼科，病院助教
2020年	日本医療研究開発機構ゲノム・データ基盤事業部医療技術研究開発課，主幹
2021年	名古屋大学医学部附属病院眼科，助教
2024年	同，講師

中村奈津子（なかむら なつこ）
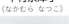

2010年	東京医療センター眼科
2015年	オリンピア眼科病院
2016年	帝京大学医学部附属病院眼科
2018年	東京大学大学院医学系研究科博士課程
2022年	同大学医学部附属病院眼科
2024年	神戸アイセンター病院，医長

加藤久美子（かとう くみこ）
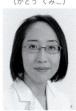
2006年	三重大学卒業
2008年	同大学眼科入局
2012年	同大学医学部附属病院，助教
2016年	同大学大学院修了
2021年	同大学医学部附属病院，学内講師
2023年	同，講師

篠田 啓（しのだ けい）

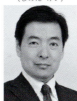
1990年	慶應義塾大学卒業
1995年	杏林大学，専攻医
2001年	チュービンゲン大学，リサーチフェロー
2004年	慶應大学眼科，助手
2005年	東京医療センター眼科，医長
2007年	大分大学眼科，准教授
2009年	帝京大学眼科，准教授
2013年	同，教授
2016年	埼玉医科大学眼科，教授

林 孝彰（はやし たかあき）

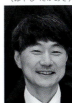
1991年	東京慈恵会医科大学卒業
1998〜2001年	米国州立ワシントン大学留学（postdoctoral fellow）
2003年	東京慈恵会医科大学眼科学講座，講師
2016年	同，准教授
2019年	同大学葛飾医療センター眼科，診療部長
2022年	同大学眼科学講座，教授

國吉 一樹（くによし かずき）
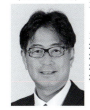
1988年	大阪市立大学卒業
1991年	近畿大学眼科，助手
1996年	ハーバード大学スケペンス眼研究所，postdoctoral fellow
1998年	近畿大学眼科，助手
2000年	同，医学部講師
2010年	同，講師
2020年	同，准教授
2024年	同，臨床教授

谷川 篤宏（たにかわ あつひろ）
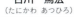
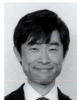
1993年	名古屋大学卒業
2000年	同大学眼科，助手
2001年	米国ミシガン大学留学
2002〜03年	米国国立衛生研究所留学
2004年	藤田医科大学眼科，講師
2007年	同，准教授
2022年	同大学ばんたね病院眼科，教授

原 藍子（はら あいこ）
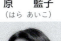
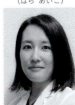
2015年	弘前大学卒業
2017年	同大学眼科学講座入局
2019年	同大学眼科，助手
2021年	同大学大学院修了 同大学眼科，助教

町田 繁樹（まちだ しげき）
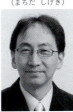
1989年	岩手医科大学卒業
1994年	同大学医学研究科修了
1997年	同大学眼科学教室，講師
1998〜2000年	米国ミシガン大学Kellogg Eye Center，研究員
2005年	岩手医科大学眼科，准教授
2014年	獨協医科大学埼玉医療センター眼科，教授

前付 3

今こそ学ぶべき網膜電図(ERG)

編集企画／弘前大学主任教授　上野真治

ERGの種類……………………………………………………谷川　篤宏　　*1*

　刺激する網膜の範囲から，全視野ERGと黄斑部局所ERG，多局所ERGに分類した．ERGの記録目的に沿って，それぞれのERGを選択することの重要性を解説する．

ERGの記録法の実際：ISCEVプロトコール………………中村奈津子ほか　　*5*

　全視野網膜電図を臨床で用いる際に最も大切なことは国際臨床視覚電気生理学会(ISCEV)が定める条件に即した正確な記録と再現性の確認である．

ERGの波形の起源と波形の考え方…………………………篠田　　啓　　*10*

　全視野ERGおよび局所ERGは刺激や記録の条件によって網膜の各種細胞を起源とする様々な波形が得られる．波形成分を解析することで網膜を層別，部位別に評価できる．

臨床疾患：全視野ERGが診断に有用な
先天性網膜疾患(視細胞障害)………………………………林　　孝彰　　*21*

　光刺激後，視細胞で起こるシグナル伝達の生理学，網膜電図・混合応答a波発生の機序，a波に異常をきたす先天性網膜疾患(視細胞障害)について解説する．

臨床疾患：全視野ERGが診断に有用な
先天性網膜疾患(網膜中層障害)……………………………國吉　一樹　　*32*

　両眼性の視力不良(弱視)をみた場合には必ずERGを記録して，陰性型(negative)ERGであれば先天網膜分離症かSchubert-Bornschein型先天停在性夜盲を疑う．両者は眼底およびOCT所見で鑑別する．

Monthly Book
OCULISTA

編集主幹/高橋 浩 堀 裕一

No.142 / 2025.1 ◆目次

CONTENTS

臨床疾患：全視野 ERG が診断に有用な後天性網膜疾患⋯⋯⋯⋯原　藍子ほか　*38*

ビタミン A 欠乏症，CAR，MAR などの，全視野 ERG が診断に有用な後天性疾患について述べる．問診で疾患を疑い，ERG 施行まで結びつけることが重要である．

臨床疾患：局所・多局所 ERG が診断に有用な疾患⋯⋯⋯⋯⋯小南　太郎　*48*

オカルト黄斑ジストロフィ，急性帯状潜在性網膜外層症，多発消失性白点症候群の診断における局所・多局所 ERG の有用性について概説する．

ERG を応用した視神経の評価
―photopic negative response の臨床応用―⋯⋯⋯⋯⋯⋯町田　繁樹　*57*

Photopic negative response（PhNR）は網膜神経節細胞（RGC）の機能を反映する網膜電図（ERG）の成分波である．全視野刺激 ERG では網膜全体，局所あるいは多局所 ERG では局所網膜の RGC 機能を他覚的に評価可能である．

最新の皮膚電極 ERG のメリット⋯⋯⋯⋯⋯⋯⋯⋯加藤久美子ほか　*67*

皮膚電極を採用した網膜電図記録装置が登場したことにより，網膜機能検査を手軽に行うことができるようになった．

実験動物の ERG 記録⋯⋯⋯⋯⋯⋯⋯⋯⋯⋯⋯⋯上野　真治　*76*

動物 ERG の基本は，暗順応下と明順応下の弱い刺激から強い刺激までのフラッシュ ERG である．a，b 波の振幅や潜時に加えて律動様小波，STR，c 波など特殊波形も評価できる．

● Key words index⋯⋯⋯⋯⋯⋯⋯⋯前付 *2*
● Writers File⋯⋯⋯⋯⋯⋯⋯⋯⋯⋯前付 *3*
● FAX 専用注文書⋯⋯⋯⋯⋯⋯⋯⋯⋯ *87*
● バックナンバー 一覧⋯⋯⋯⋯⋯⋯⋯ *89*
● MB OCULISTA 次号予告⋯⋯⋯⋯⋯ *90*

「OCULISTA」とはイタリア語で眼科医を意味します．

Monthly Book
OCULISTA
オクリスタ

2024.3月増大号
No. 132

眼科検査機器はこう使う！

編集企画
二宮欣彦
行岡病院副院長

2024年3月発行　B5判　170頁
定価5,500円（本体5,000円＋税）

この一冊で機器の使い方をマスター！
8つに細分化して項目立てされた
本特集は様々な疾患における
診断や評価、検査方法などを詳説！
豊富な図写真でわかりやすく、
エキスパート達の最新知見も
盛り込まれており、日常診療に役立つ
眼科医必携の増大号特集です。

目　次

Ⅰ．視機能検査
・視機能検査

Ⅱ．屈折・光学検査
・高次収差（波面センサー）

Ⅲ．視野検査
・ハンフリー静的視野検査

Ⅳ．眼軸長測定検査
・白内障手術のための光学式眼軸長測定装置
・近視進行管理に必須な光学式眼軸長測定装置

Ⅴ．広角眼底撮影
・外科的病態
・内科的病態

Ⅵ．前眼部OCT
・角膜診療
・白内障手術
・ICL手術のレンズサイズ決定における前眼部OCTの活用
・緑内障（隅角）
・緑内障（手術）

Ⅶ．OCT
・緑内障
・黄斑上膜, 黄斑円孔, 分層黄斑円孔
・Age related macular degeneration（加齢黄斑変性）
・網膜循環
・病的近視
・OCTアンギオグラフィー

Ⅷ．疾患別検査
・ドライアイの検査
・円錐角膜, 診断・治療のための検査

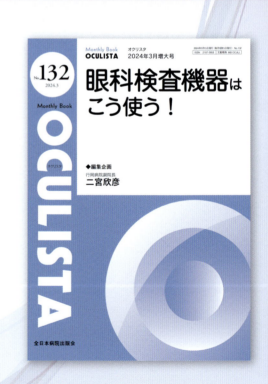

 全日本病院出版会　〒113-0033　東京都文京区本郷 3-16-4　Tel:03-5689-5989
www.zenniti.com　　　　　　　　　　　　　　Fax:03-5689-8030

特集/今こそ学ぶべき網膜電図(ERG)

ERGの種類

谷川篤宏*

Key Words: 全視野ERG(full-field ERG), 黄斑部局所ERG(focal macular ERG), 多局所ERG(multifocal ERG), ヒドロキシクロロキン網膜症(hydroxychloroquine retinopathy), 急性帯状潜在性網膜外層症(acute zonal occult outer retinopathy：AZOOR)

Abstract：網膜電図では光刺激の条件(刺激する網膜の範囲，強度，時間，色など)や，暗順応や明順応の状態を選択して，種々の反応を得ることができる．全視野ERGは網膜全体を刺激しているので網膜全体の細胞の反応の総和である．網膜変性疾患や網膜機能が広範囲に低下している疾患の評価に適している．黄斑部局所ERGは黄斑部を刺激することで，その部位の局所ERGを記録できる．a波やb波，律動様小波，photopic negative responseも記録できるので，黄斑疾患の網膜機能評価に適している．多局所ERGは複数のエレメントで後極部の網膜を同時に刺激し，対応する箇所の局所ERGを記録することができる．トポグラフィー化することでERGの視野として評価することも可能で，ヒドロキシクロロキン網膜症や急性帯状潜在性網膜外層症などに適している．

はじめに

網膜電図(electroretinogram：ERG)は光刺激による網膜の電位変化を記録したものである．光刺激の条件(刺激する網膜の範囲，強度，時間，色など)や，暗順応や明順応の状態を選択することで，いろいろなERGの反応を得ることができる．ERGは種々の網膜細胞の反応の組み合わせであり，その解析から網膜の機能評価を行う．

本稿ではERGの記録目的について述べた後，全視野ERGや黄斑部局所ERG，多局所ERGについて説明し，その使い分けを解説する．

記録目的

1．網膜疾患の診断および鑑別診断

網膜色素変性，先天停在性夜盲，先天網膜分離症などの先天性網膜疾患や，急性帯状潜在性網膜外層症(acute zonal occult outer retinopathy：AZOOR)などの後天性網膜疾患の診断や鑑別診断．

2．網膜機能の評価

網膜変性疾患における進行度の評価や，黄斑疾患などにおける治療前後の網膜機能の評価，眼内炎や増殖糖尿病網膜症などに対する硝子体手術の適応や術後回復の予測，副作用として網膜変性をきたしうる薬剤が投与されている患者のモニタリング．

3．乳幼児などの網膜機能検査

視力や視野検査などの自覚的検査ができない患者に対する網膜機能検査の1つとして(ビガバトリン内服患者における副作用の発現の有無など)．

---

* Atsuhiro TANIKAWA, 〒454-8509　名古屋市中川区尾頭橋3-6-10　藤田医科大学ばんたね病院眼科，教授

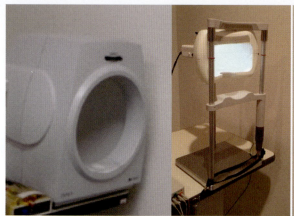
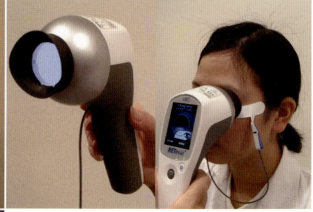
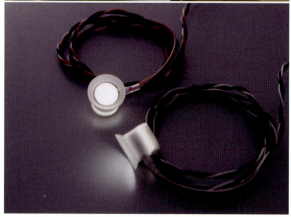

図 1.
全視野 ERG の各種刺激装置
 a：自動視野計に類似したものや，その小型のもの．Ganzfeld dome とも呼ばれる．
 b：カップ型の刺激装置を一体化した手持ち式のERG記録装置．この装置では赤外線で固視を確認しながら片眼から ERG を記録することができる．
 c：刺激光源として light emitting diode(LED)が内蔵されたコンタクトレンズ電極

4．中間透光体混濁時の網膜機能の評価

角膜混濁，白内障，虹彩癒着，硝子体出血などで眼底検査が困難な場合の，おおよその網膜機能の評価（広範囲の網膜剝離の有無など）．

ERG の種類

上述したように ERG には刺激条件や順応状態によって種々の分類がある．刺激する網膜の範囲から分類した場合には，網膜全体を刺激する全視野 ERG と後極部の局所網膜を刺激する局所 ERG に分けられる．網膜の一部を刺激する局所 ERG では，眼内での散乱光によって周辺網膜の反応が局所 ERG の反応に混入してしまう可能性がある．これを予防するため，①背景光を用いて網膜感度を下げ，散乱光では周辺網膜の反応が惹起されないようにする方法，②刺激光を白と黒の複数のエレメントに分けたうえで，白と黒の比率を一定にすることで，散乱光を一定にして周辺網膜の反応が惹起されないようにする方法がある．黄斑部局所 ERG は①の方式を，多局所 ERG は②の方式を採用している．

1．全視野 ERG

網膜全体を均一に刺激することで，網膜全体の細胞からの ERG 反応を得ることができる．網膜変性疾患や，網膜機能が広範囲に低下している疾患の評価に適している．逆に病変部が黄斑部だけであったりした場合には，病変部以外の正常網膜の反応にマスクされてしまうため，その評価には適さない．全視野を均一に刺激する装置としては，Ganzfeld dome と呼ばれる自動視野計に類似したドーム型のものや，手持ち式のもの，角膜電極に light emitting diode(LED)を内蔵したものなどがある（図 1）．

2．黄斑部局所 ERG

赤外線眼底カメラを改造した装置を使って，網膜後極部を直視下に円形のスポット刺激でその部位からの ERG 反応を得ることができる[1]．a波やb 波，律動様小波，photopic negative response

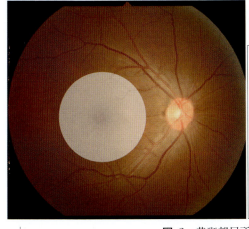
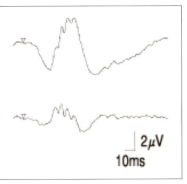

a|b

図 2. 黄斑部局所 ERG
a：眼底後極部を観察しながら黄斑部を刺激する．
b：正常眼から記録された反応．上段の反応は a 波と b 波を強調するため，下段の反応は律動様小波を強調するため異なるバンドパスフィルタを用いて記録している．

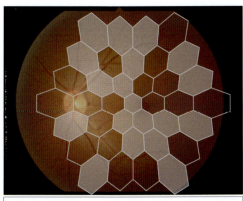

a|
b|c

図 3. 多局所 ERG
a：眼底後極部に 37 個の刺激エレメントが投影された模式図
b：正常左眼から記録された 37 個の多局所 ERG
c：b の反応をトポグラフィーで表示したもの．視神経乳頭に対応する部分の反応低下が認められる．

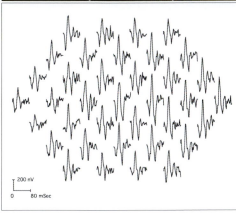
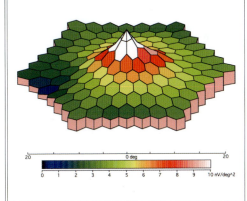

(PhNR)[2]が記録でき，黄斑部網膜の層別解析が可能である(図2)．眼底後極部に病変がある疾患(特に黄斑疾患)の網膜機能評価に適している[3]．

3. 多局所 ERG

液晶ディスプレイ上に表示させた複数の六角形のエレメントを白黒ランダムに点滅させた刺激により，それぞれの刺激エレメントに対応する部位の局所 ERG を記録することができる．後極部の複数の部位の反応が同時に記録でき，それをトポグラフィーとして表すと，ERG による視野として評価することも可能である(図3)．眼底後極部に病変がある網膜疾患の病態評価に適している．特

にヒドロキシクロロキン網膜症[4)5)]やAZOOR[6)7)]では，光干渉断層計での網膜外層の異常部位や視野異常の部位に一致した多局所 ERG の振幅低下がみられ，よい適応である．

おわりに

全視野 ERG と黄斑部局所 ERG，多局所 ERG について，特徴と適応について解説した．それぞれを適切に使い分けることで，網膜疾患の診断や機能評価に有効活用することが可能である．

文 献

1) 三宅養三：黄斑部疾患の基礎と臨床 黄斑部局所 ERG の研究．日眼会誌，**92**：1419-1449，1988.
   Summary 黄斑部局所 ERG を開発し，黄斑疾患に臨床応用された三宅養三先生の第 92 回日眼総会での宿題報告．
2) Machida S, Toba Y, Ohtaki A, et al：Photopic Negative Response of Focal Electoretinograms in Glaucomatous Eyes. Invest Opthalmol Vis Sci, **49**：5636-5644, 2008.
3) Kanzaki Y, Matoba R, Kimura S, et al：Epiretinal Membrane Impairs the Inner Retinal Layer in a Traction Force-Dependent Manner. Ophthalmol Sci, **3**：100312, 2023.
4) 近藤峰生，篠田 啓，松本惣一ほか：ヒドロキシクロロキン適正使用のための手引き．日眼会誌，**120**：419-428，2016.
5) Ozawa H, Ueno S, Ohno-Tanaka A, et al：Ocular findings in Japanese patients with hydroxychloroquine retinopathy developing within 3 years of treatment. Jpn J Ophthalmol, **65**：472-481, 2021.
6) Gass JD：Acute zonal occult outer retinopathy. Donders Lecture：The Netherlands Ophthalmological Society, Maastricht, Holland, June 19, 1992. J Clin Neuroophthalmol, **13**：79-97, 1993.
7) 厚生労働科学研究費補助金難治性疾患政策研究事業網膜脈絡膜・視神経萎縮症に関する調査研究班 AZOOR の診断ガイドライン作成ワーキンググループ：急性帯状潜在性網膜外層症（AZOOR）の診断ガイドライン．日眼会誌，**123**：443-449，2019.

特集/今こそ学ぶべき網膜電図(ERG)

ERGの記録法の実際：ISCEVプロトコール

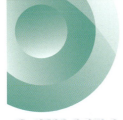

中村奈津子[*1] 角田和繁[*2]

Key Words: 全視野ERG(full-field ERG)，国際臨床視覚電気生理学会(International Society for Clinical Electrophysiology of Vision：ISCEV)

Abstract: 網膜画像の検査機器が進化する現在においても，全視野網膜電図(ERG)は遺伝性網膜疾患の診断，原因不明な視覚障害の鑑別，眼底透見性不良例の手術適応や予後予測など，網膜機能評価に欠かせない検査法である．ERGを記録する際に最も大切なのは，再現性のある正確な波形を記録することである．ただし，ERGは順応時間や光刺激の強さ・長さなどの条件によって得られる反応が変化していくため，一定の条件下，つまり国際臨床視覚電気生理学会(ISCEV)が定めるISCEVプロトコールという国際基準に準拠して記録する必要がある．さらに，実際に記録する際には，スムーズに検査を進めるための準備，患者への配慮，得られた波形がノイズや電極が外れるなどの影響が入っていないかの確認も必須となる．そこで本稿では，ISCEVプロトコールと，実際の検査の流れおよび注意点を解説する．

はじめに

近年，網膜画像検査機器や遺伝学的検査の性能は目覚ましく向上し，それらを用いた病態解明が進んでいる．一方，ERGは古くから存在する網膜機能検査法で，現在も遺伝性網膜疾患の診断，原因不明な視覚障害の鑑別，眼底透見が困難な際の手術適応・予後予測の判断などでは欠かせない．しかし，網膜画像検査などには精通していてもERGを苦手とする網膜専門医は多い．また他院からの紹介状に添付されるERGのなかには不正確に記録されたものも多く，それらが診断を難しくするばかりか，誤診へと導く判断材料となっている症例もある．そして，そのような症例でのERGを当院で再検すると，紹介状では異常波形として記録されていたものが，正常波形として記録できることも珍しくない．ERGは正確に記録することが最も重要である．そこで本稿では全視野ERGについてその記録条件，検査時の流れおよび注意点を解説する．

全視野ERGの国際的記録条件

ERGは順応時間，刺激光の強さ・長さ・間隔などにより得られる反応が異なるため，記録条件の統一が必要である．現在は国際臨床視覚電気生理学会(International Society for Clinical Electrophysiology of Vision：ISCEV)が提唱している"ISCEVプロトコール"と呼ばれる国際基準に準拠して記録する[1]．

ISCEVプロトコールには，標準的な応答を記録

[*1] Natsuko NAKAMURA, 〒650-0047 神戸市中央区港島南町2-1-8 神戸市立神戸アイセンター病院，医長/〒152-8902 東京都目黒区東が丘2-5-1 東京医療センター臨床研究センター(感覚器センター)視覚研究部
[*2] Kazushige TSUNODA, 東京医療センター臨床研究センター(感覚器センター)視覚研究部，部長

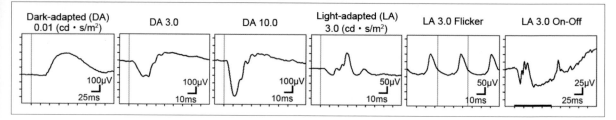

図 1. ISCEV プロトコルで記録した全視野 ERG の正常波形

暗順応下(dark-adapted：DA)では光刺激の強さ 0.01, 3.0, 10.0(cd・s/m^2)を用いて，杆体応答や杆体・錐体混合応答を順次記録する．明順応下(light-adapted：LA)では光刺激の強さ 3.0(cd・s/m^2)かつ背景光 30(cd/m^2)の下で，通常の錐体応答のほか，毎秒 30 Hz の頻度で刺激するフリッカー応答，光刺激の時間を延長させた On-Off 応答を記録する．各々の波形の隅には振幅を縦軸，潜時を横軸としたスケールである，キャリブレーションを示す．

するための"ISCEV standard"と，応用版とも言える特殊な応答を記録するための"ISCEV extend"があり，様々な ERG における測定条件や記録上の注意などが詳細に記され，定期的にアップデートされている．本稿では全視野 ERG のなかでも基本的かつ臨床で用いる頻度の高い，6 種類の応答(暗順応下での杆体応答，杆体・錐体混合応答，明順応下での錐体応答，30 Hz フリッカー応答，On-Off 応答)について述べる[1)2)](図 1)．

1. ERG 記録の際に必要な知識とポイント

まず ERG を記録する際の基本的用語について簡単に解説する．

1）順　応

全視野 ERG では暗順応および明順応を行い，杆体系と錐体系の応答を記録する．暗順応は，退色したロドプシンを再生し，かつ錐体系の寄与を抑制するため，最低 20 分間行う．一方，明順応はロドプシンを退色させ杆体系の寄与を抑制するため，最低 10 分間行う．

2）刺激光と背景光の強さ

ERG では刺激光の強さを変化させると得られる波形も変化する．暗順応下では，刺激光を強くすると，得られる波形の振幅は大きくなる．まず STR(scotopic threshold response)と呼ばれる陰性波が，次に b 波，a 波，律動様小波(oscillatory potentials：OP)の順に出現する．しかし明順応下では，刺激光を強くすると，得られる波形の b 波の振幅は頭打ちとなり小さくなる(photopic hill 現象)．そのため ISCEV プロトコルでは，各々の順応下で各々の応答が最も効果的に記録できる

ように刺激光の強さが定められている．具体的には，暗順応下(dark-adapted：DA)での刺激光は，0.01, 3.0, 10.0(cd・s/m^2)で，このうち DA 10.0 (cd・s/m^2)は前述の通り，暗順応下で光刺激を強くしていくなかで b 波の振幅が飽和し最大となるときの強度である．一方，明順応下(light-adapted：LA)での刺激光は 3.0(cd・s/m^2)，明順応下での背景光は 30(cd/m^2)と設定されている．そして ISCEV では"杆体反応"や"錐体反応"といった呼び方ではなく，DA 0.01, LA 3.0 などの記録条件に即した呼び方を推奨している．

3）刺激光の長さ

通常は 5 ms 以内という短時間の刺激を用いる．ただし刺激時間を延長すると(150～200 ms)，錐体双極細胞からの応答のうち，光が点いたときに発生する On 応答と光が消えたときに発生する Off 応答を分けて記録できる(On-Off 応答)．

4）刺激波長

通常は白色光を用いる．

5）キャリブレーション

キャリブレーションと呼ばれるものさしに，振幅を縦軸，潜時を横軸として示す．各波形の振幅や潜時は，記録ごとに自動計測値が算出される．ただし，ノイズや瞬きで波形が立ち上がった際などを，器械が最大振幅やその潜時として自動計測してしまい，不正確な値が採用されていることも多い．そのため実際の波形と自動計測値が対応するか確認を要する．

2. ISCEV プロトコル

ISCEV プロトコルでは，順応条件を満たして

いれば暗順応または明順応のいずれからでも開始できるとしているが，暗順応から行う施設が多いと思われるため，以下では暗順応から開始したパターンを述べる．

1）DA 0.01(cd・s/m²)

最低20分間の暗順応後，最初に記録する．錐体系の閾値を下回る弱い刺激光で杆体双極細胞から発生する応答を記録する．一度刺激した後は最低2秒間空けてから再度刺激する．

2）DA3.0(cd・s/m²)

通常はDA 0.01の後に記録する．一度刺激した後は最低10秒間空けてから再度刺激する．杆体系と錐体系の混合応答（杆体優位）である．

3）DA10.0(cd・s/m²)

通常はDA 3.0の後に記録し，一度刺激した後は最低20秒間空けてから再度刺激する．杆体系と錐体系の混合応答（杆体優位）である．Negative ERGの判断時に用いる振幅b波/a波の計算に適する．

*なお，OPは，2)DA 3.0，3)DA10.0の記録時に，一緒に自動的に記録される．OPは刺激間隔が長くなると振幅が増加する傾向があるため，2回目以降のOPを採用するとよい．

4）LA3.0(cd・s/m²)

最低10分間の明順応後に，背景光30(cd/m²)を用いて杆体系を抑制した状態で錐体系の応答を記録する．

5）LA3.0(cd・s/m²)，30.0 Hz フリッカー

毎秒30 Hzの刺激頻度で記録する．

6）LA3.0(cd・s/m²)，On-Off

通常より長い刺激光(150〜200 ms)を用いて刺激することで，錐体双極細胞のOn型経路とOff型経路の機能を分けて記録できる．ISCEVプロトコールでは"standard"ではなく"extended"として記載されているが，完全型と不全型の停在性夜盲，悪性黒色腫関連網膜症などの鑑別では欠かせないため，当院ではルーチンで記録している．a波，b波，d波で構成され，最初に陰性波であるa波が，次にOn応答として陽性波であるb波が，その後にOff応答として陽性波であるd波が出現する．

ERGを記録する際の実際の流れと注意点

本稿ではLE-4000(TOMEY)で角膜電極を用いて記録する際の実際の手順と注意点を説明する．ただし，ERGには様々な記録装置があり，従来からの角膜電極を用いた器械以外にも，最近では皮膚電極を用いた器械も多く出ている．皮膚電極についての詳細は他の該当項目を参照されたい．

1．患者入室前

あらかじめ，検査室の準備をしておく．具体的には，器械の電源を入れて立ち上げる，コンタクト電極や関電極のコードを絡まないようにセットしノイズチェックする，点眼剤や電極のコードを留めるためのテープを揃え，シールドシートを検査用ベッドに敷く，などである．そして患者に検査概要と所要時間をわかりやすく説明する．ポイントは網膜機能を評価するため検査用コンタクトレンズを用いること，40分程度はかかること，である．ERGはほとんどの患者にとって初めての検査となるうえに，暗室でコンタクトレンズを装着する，というストレスがかかるため，事前の説明により不安や緊張を軽減させる必要がある．そしてお手洗いを事前に適宜案内してから，検査室へ誘導する．

2．患者入室後〜暗順応開始前の準備

検査室ではノイズ対策として携帯電話などは電源を切り，仰臥位となったのち，当院では散瞳剤を追加する（事前の画像検査などですでに散瞳していたとしてもERG検査中に散瞳剤の効果が切れて縮瞳してくるのを避け，条件を統一するためである）．次に皿状の不関電極および接地電極を装着するため，装着部位となる額の中央と片耳の皮脂をアルコール綿などでふき取り，ペースト状の電極糊を皿状電極に乗せてから皮膚に貼付する．耳の電極は専用クリップを用いて固定し，額の電極は上から軽くテープで固定し，浮いたり取れたりしないようにする（図2）．

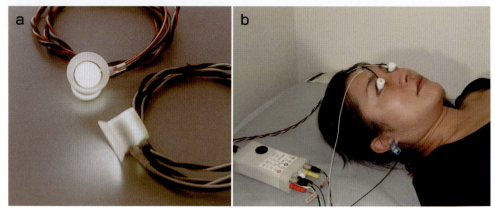

図 2. 全視野 ERG の角膜電極
a：角膜電極
b：角膜電極，不関電極，接地電極を装着した状態．右眼用の角膜電極には黒い印がついている．

3．暗順応開始後～暗順応検査前

暗順応中でも使用可能な赤色灯を，直接眼を照らさないように点けたのち，室内灯を消して暗順応を開始する．この際，検査室の扉に暗順応中であることを周囲へ知らせる紙などを貼付しておく．当院では，暗順応開始後15分を過ぎた頃から点眼麻酔とスコピゾルを点眼する．そして患者に痛みがないかどうかを確認しつつ角膜電極を装着し，電極の上から細いテープで十字に固定し，検査中に電極が浮いて外れないようにして，全症例とも暗順応開始後20分で検査を開始している．これは，夜盲症の一部で暗順応時間の延長に伴い杆体機能が回復する症例も存在することから，暗順応時間を統一して杆体機能を評価するためである．

4．暗順応下での検査開始後

まず散瞳状態を確認する．そして DA0.01→3.0→10.0（cd・s/m²）の順番で検査を行う．ERG では，各条件で安定した波形を2回以上記録し，再現性を確認することが重要である．刺激間隔は ISCEV プロトコールに沿って行う（例えば，DA10.0 なら20秒間空けてから再刺激する）．できれば事前に他の網膜画像検査所見などから ERG 波形を予測できるとよいが，少なくとも左右差をみたら，角膜電極が浮いて外れていないかなどの検査上の問題の有無を必ず確認する．またノイズが著明な場合も，電極がきちんと入っているか，各コードが絡まっていないかなどを地道に確認する．本人の緊張で力が入っているときも多く，適宜声かけを行い，また力を抜きやすくなるよう手の位置を変えるなどを試す．

5．明順応開始後～明順応検査前

当院では患者の負担を軽減させるため，角膜電極を一度外して10分間の明順応を行っている．この際，室内を十分明るくし，また患者にはきちんと開瞼して天井を見るように伝えている．ときどき声かけをし，眠ったり目を閉じたりしないように注意する．

6．明順応下での検査開始後

明順応下での検査では，無刺激でも背景光の役割として角膜電極が明るいままの状態となる．そのため角膜電極を装着する際は，コンタクトの電気が点いてまぶしいことを伝えておく．そして特にフリッカー検査時は羞明のある患者では眼球が上転しやすいため，適宜声かけをして正面を見るように促す．

7．検査終了後

まず角膜電極を外し，関電極や接地電極も外す．眼瞼に垂れたスコピゾルをふき取り，眼表面を生理食塩水などで軽く流す．そして電極が入っていたため点眼麻酔が切れると検査当日はゴロゴロすることが多いなどを説明する．

細かい注意点は色々とあるが，とにかく正確な ERG を記録するうえで重要なのは，左右差やノイ

ズをみたら電極がきちんと入っているかを確認すること，そのうえで2回以上の再現性を確認し記録すること，に尽きる．そして練習を兼ねて，一度は被検者としてERGを体験することを勧める．被検者となると，患者が検査中どこで苦痛を感じやすいかなどが身をもってわかり，自然と対応も工夫できるからである．

おわりに

本稿では，ERGを記録する際の国際基準であるISCEVプロトコールと，実際に行う際の流れおよび注意点を解説した．すべての基本はきちんと正確に記録することであるが，慣れてくると事前の網膜画像検査所見から波形を予測し，予測と異なるERG所見が得られたときなどに一層ERGが興味深くなると思われる．

文　献

1) Robson AG, Frishman LJ, Grigg J, et al：ISCEV Standard for full-field clinical electroretinography（2022 update）. Doc Ophthalmol, **144**：165-177, 2022.
   Summary 全視野ERGの基本的な応答についての国際基準．

2) Sustar M, Holder GE, Kremers J, et al：ISCEV extended protocol for the photopic On-Off ERG. Doc Ophthalmol, **136**：199-206, 2018.
   Summary 全視野ERGのOn-Off応答についての国際基準．

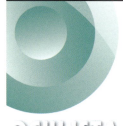

特集/今こそ学ぶべき網膜電図(ERG)

ERGの波形の起源と波形の考え方

篠田　啓*

Key Words： 錐体応答(cone response)，杆体応答(rod response)，混合応答(mixed rod-cone response)，フリッカー応答(flicker response)，on型双極細胞(on-type bipolar cells)，off型双極細胞(off-type bipolar cells)，明所視陰性応答(photopic negative response)

Abstract： 視覚電気生理学は視覚伝導路の機能を客観的に評価するもので，特に網膜電図(ERG)は網膜の機能を層別あるいは部位別に評価することで様々な疾患の病態理解や治療評価に重要な役割を有している．網膜内では1，2，3次ニューロンがあり，以下のような情報伝達が行われている．錐体細胞からの情報はon型双極細胞とoff型双極細胞に送られ，それぞれon型神経節細胞とoff型神経節細胞に送られる．一方，杆体視細胞からの情報は，杆体双極細胞(on型しかない)へ送られた後，アマクリン細胞を介して錐体経路へ送られる．ERGの各種波形成分は，これらの経路の各細胞を起源とすることがわかっている．本稿では国際臨床視覚電気生理学会(ISCEV)が提唱する全視野ERGの標準プロトコールに基づいて得られる6つのERGと2種類の局所ERGについて，各種波形成分とその起源を解説した．

はじめに

視覚電気生理検査には網膜電図(electroretinogram：ERG)，パターンERG，眼球運動図(electro-oculogram：EOG)，視覚誘発電位(visual evoked potentials：VEP)，電気誘発応答(electrically evoked response：EER)などがあり，網膜の1，2，3次ニューロンから中枢に至る視覚伝導路の各部位について他覚的な機能評価を行うことができる(図1)．本稿では主にERGについてその種類と波形成分，そして波形成分の起源について紹介する．

眼球は角膜側をプラスとし網膜側をマイナスとする，常存電位(standing potential)と呼ばれる電位を有しており，眼に光が入ったときと，その光が絶えたときにこの電位は変動する．すなわち，

光刺激は網膜にある光受容器細胞である視細胞(杆体および錐体)で受容され，その後次々に網膜内の細胞で電気信号に変換されて大脳視覚中枢へ伝えられる．ERGはこの電位の変動，すなわち網膜の活動電位を記録するものである．

ERGは網膜の水平(視細胞の種類別あるいは分布別)および垂直(層別)方向の機能評価が可能な唯一の検査法である．遺伝子検査や光干渉断層計(optical coherence tomography：OCT)による網膜微細構造の形態変化による診断技術が飛躍的に高まった現在でも，ERGがその診断に極めて有用な疾患や，ERGが疾患の病態理解や概念の確立に深くかかわっている疾患は少なからずある．

ERG記録の国際基準(ISCEV standard)

ERGは光刺激によって誘発された網膜の活動電位を波形として記録するもの[1)2)]で，記録条件は波形に大きく影響する．そこで，同一被検者の異

* Kei SHINODA, 〒350-0495 埼玉県入間郡毛呂山町大字毛呂本郷38 埼玉医科大学眼科学教室, 教授

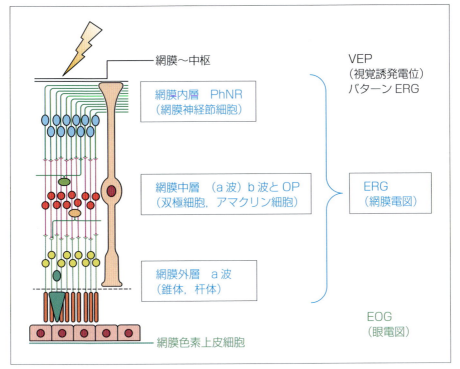

図 1. 視覚伝導路と視覚電気生理検査
種々の視覚電気生理を組み合わせることで網膜から視中枢までの視覚伝導路の各レベルにおける機能評価が可能である．
ERG：electroretinogram，VEP：visual evoked potentials，EOG：electro-oculogram，
OP：oscillatory potentials，PhNR：photopic negative response

なったタイミングや施設間での比較が可能なERGを記録することを目的として，1989年にISCEV(International Society of Clinical Electrophysiology of Vision：国際臨床視覚電気生理学会)がISCEV standard full-field ERGとして，標準全視野ERGのプロトコールを作成し[3]，機器の発達や疾患理解の深化などに応じて，約4年ごとにアップデートしている[4)~6)]．最も基本となるのは当初はヒト臨床のERGを記録するためのものとして提唱されたが，現在は様々な動物実験にも用いられている．文献4以外はISCEVのホームページから無料でダウンロードできる．また，臨床で遭遇する疾患に応じたERGの適応は別に述べられている[1)2)]．ここでは，2022年の標準全視野ERGプロトコール[4)5)]を中心に暗順応下および明順応下のERGについて説明する．

網膜内の視覚情報伝達

1次ニューロンである錐体光受容体と杆体光受容体は異なったダイナミックレンジと，異なった感受性の高い光の波長特性を有する．2次ニューロンである双極細胞には光の点灯により脱分極するon型双極細胞(depolarizing bipolar cell：DBC)と，光の点灯により過分極するoff型双極細胞(hyperpolarizing bipolar cell：HBC)がある[7)~9)]．
3次ニューロンである神経節細胞はその機能と形態によって最低でも12種類に分けられることが知られている(図2)[10)]．ここではon型とoff型経路に大別して神経伝達経路を述べる．

錐体細胞からの情報はon型双極細胞とoff型双極細胞に送られ，それぞれon型神経節細胞とoff型神経節細胞に送られる．一方，杆体視細胞からの情報は，杆体双極細胞(on型しかない)へ送られた後，アマクリン細胞を介して錐体経路へ送られる．そしてon情報はアマクリン細胞からギャップ結合を介して錐体経路のon経路へ，off情報はアマクリン細胞からグリシン作動性シナプスを介して錐体経路のoff経路へ送られる[8)11)]．錐体細胞

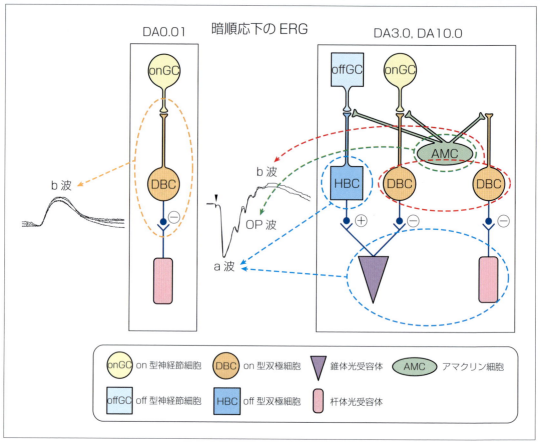

図 2. 暗順応下の ERG の起源を示す細胞と連結を示した模式図
混合応答には錐体系および杆体系の両方の成分が寄与してはいるものの，杆体系成分の寄与度が極めて大きい．矢頭は光刺激(のタイミング)を示す．

(文献 27 より改変)

のうち赤と緑錐体は on, off 両方の双極細胞への連結があるが，青錐体はそのほとんどが on 型双極細胞に連結している．

ERG 波形に影響する要素と記録の概要

ERG は，順応状態，刺激光の強度，色，刺激時間，頻度などによって異なった起源をもつ波形成分を含んだ異なった波形の反応が得られる．波形の形は，フィルターの設定値，加算回数，電極の種類や位置などの種々の記録条件によっても変化する．ISCEV 標準全視野 ERG プロトコール[4)5)7)]には，これらの刺激や記録条件を変化させて記録する 6 つの波形が記載されている(図 3)．

ISCEV 標準全視野 ERG は，暗順応(DA)および光順応(LA)条件下での汎網膜機能を評価するもので，3 つのポイントがある．①ガンツフェルド(full-field)刺激装置を用いた拡散フラッシュによって網膜の最大領域を均一に照らすこと，②角膜または球結膜に接触した電極か，下まぶたに取り付けられた皮膚電極で記録する，③杆体優位の網膜機能(dark-adapted ERG：DA ERG)の評価には，最低 20 分間の暗順応を行い，錐体優位の網膜機能(light-adapted ERG：LA ERG)を記録する場合には，DA ERG の後なら，最低 10 分間の明順応を行う．

ISCEV プロトコールの 6 つの波形(図 3)

上段は DA ERG で，刺激の際に背景光は用いず，刺激光は 0.01, 3.0, および 10.0 phot cd・s/m^2(DA 0.01；DA 3.0；DA 10.0)という 3 種類の強度が用いられる．下段は LA ERG で，背景光(輝度 30 cd/m^2)下で 3.0 phot cd・s/m^2 のフラッ

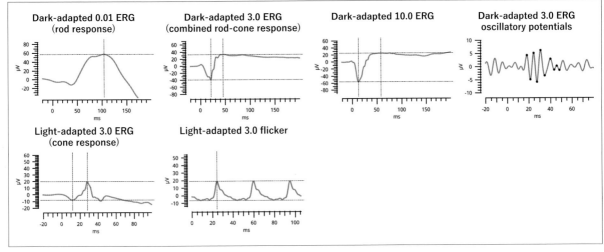

図 3. ISCEV プロトコールの 6 つの波形
上段は暗順応下の ERG で，背景光を用いず，刺激光に 3 種類の強度が用いられる．
下段は明順応下の ERG で，背景光(輝度 30 cd/m²)を用いており，刺激光の光強度は 1 種類のみであるが，2 種類の刺激頻度を用いることで異なった波形が得られる．
上段と下段はどちらから記録を始めてもよい．

（文献 27 より改変）

シュ強度が用いられる．LA 3.0 ERG と LA 30 Hz flicker ERG の違いは，刺激頻度が異なる(1 秒間あたりの刺激回数は前者は 2 回以内，後者は約 30 回)ことである[4)5)7)]．

1. 杆体応答[rod response，別名 dark-adapted 0.01 ERG(DA 0.01 ERG)]

光順応の影響を最も受けるので，暗順応の後錐体細胞の反応閾値を下回る薄暗いフラッシュを用いて，杆体光受容体そしてそれに続く双極細胞で発生する電位を記録する(図 2)．刺激は 0.01 phot cd・s/m² の比較的弱い白色閃光を用い，フラッシュの最小間隔は 2 秒とする．

2. 杆体錐体混合応答[mixed rod-cone response，別名 dark-adapted 3.0 ERG(DA 3.0 ERG)]

弱い刺激による順応の影響は臨床的には無視できるので，一般的に DA 0.01 ERG の後に記録する．フラッシュの強度は 3.0 phot cd・s/m² で，連続する刺激フラッシュの最小間隔は 10 秒とする．

DA 3.0 と DA 10.0 の ERG は，杆体系と錐体系の混合応答で，杆体系の寄与が大きい．いずれも陰性の a 波を示すが，DA 10.0 ERG の a 波はより大きく，潜時が短く，杆体光受容体の寄与が大きいことを示している．また陽性の b 波を有し，主に杆体系の on 型双極細胞で発生する(図 2)．DA 3.0 および DA 10.0 ERG b 波の上昇肢に比較的高い周波数と比較的低い振幅の成分があり，これは律動様小波(oscillatory potentials：OPs)と呼ばれる．

3. 杆体錐体混合応答[mixed rod-cone response，別名 dark-adapted 10.0 ERG(DA 10.0 ERG)]

DA 10.0 ERG は通常 DA 3.0 ERG の後に記録する．刺激光の強度は 10.0 phot cd・s/m² で，連続するフラッシュの最小間隔は 20 秒とする．

DA 10.0 ERG は，中間透光体の混濁，小瞳孔，または未発達の網膜(6 か月未満)では DA 3.0 ERG よりも情報量が多い可能性がある[12)]．DA 10.0 ERG では，OP は通常大きく，b 波と a 波の振幅比(b/a 比)は DA 3.0 ERG より小さくなる．

4. 律動様小波(oscillatory potentials，別名 dark-adapted 3.0 oscillatory potentials)

b 波の上行脚に重畳してあらわれる小波群で，その細胞起源はまだ完全には確立されていない

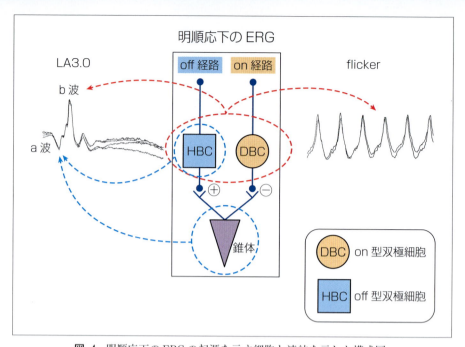

図 4. 明順応下の ERG の起源を示す細胞と連結を示した模式図
（b 波は図 6 に後述）
長時間刺激によって得られる錐体応答（on-off ERG）の b 波と d 波が
合わさったものである．

（文献 27 より改変）

が，内顆粒層にあるアマクリン細胞と網膜神経節細胞が関与する内層網膜の活動を反映している（図 2）．

DA 3.0 ERG および DA 10.0 ERG の刺激条件で記録でき，フィルター設定の異なる別のチャンネルで別々の記録として同時に記録することも，DA 3.0 ERG および DA 10.0 ERG を記録した後にフィルタリングによって，これらの ERG 波形から導き出すこともできる．

OP は最初の刺激後に変化し，振幅は刺激間隔が長くなると増加するという特性を持つので，2 回目以降のフラッシュの OP のみを記録するか，平均化する必要がある．

糖尿病網膜症などの網膜循環障害に鋭敏であることが日本人によって示されたことは有名である[13]．

5．錐体応答[cone response, 別名 light-adapted 3.0 ERG（LA 3.0 ERG）]

LA 30 Hz ERG の前または後に記録する．DA ERG の後に記録する場合は，30 cd/m² で最低 10 分間の明順応が必要である．あるいは DA ERG の前に記録する場合は室内光のもとで標準的な背景光の 1 分間の曝露で十分とされる．背景光（30 cd/m²）に重ね合わせた 3 cd・s/m² の光刺激を用いる．連続するフラッシュの最小間隔は 0.5 秒とする．

a 波は，錐体光受容体および off 型双極細胞（**こちらの寄与が極めて大きい**），b 波は，on 型と off 型双極細胞の組み合わせを起源とする（図 4）[5)14)]．錐体密度は中心窩で最大となるが，その大部分は中心網膜の外側にあるため，全視野 ERG への黄斑からの寄与は少なく，網膜全体からの応答を反映している．黄斑部の電気生理学的評価には，パターン ERG，多局所 ERG，黄斑局所 ERG などが有用である[15)16)]．

6．フリッカー応答（flicker response, 別名 light-adapted 3.0 flicker）

LA 3.0 ERG と同じ光順応条件下で，背景光（30 cd/m²）に重ね合わせた 3.0 phot cd・s/m² の短い時間（<5 ms）で高頻度に照射する．刺激頻度は毎秒約 30 刺激（27～33 Hz）である．最初の応答には杆体からの一過性応答が含まれるためこの初期波形を除外する．

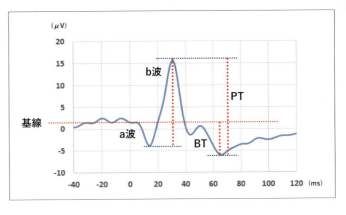

図 5.
明所視陰性応答(photopic negative response：PhNR)の波形成分と振幅の記載方法
①ベースラインからトラフ(BT)の最小点まで測定する，②b波のピークからトラフの最大振幅(PT)まで測定する，③固定時間，例えば応答の谷のフラッシュ後65〜75 msで測定する，④PTやBT：b波振幅比を測定する，などの方法がある．
(文献27より改変)

LA 30 Hz ERGは主に錐体系のon型，off型双極細胞によって生成される(図4)[17]．L錐体，M錐体の寄与が大きい．一方，S錐体は時間分解能が低くLA 30 Hz ERGへの寄与は小さい．

ISCEV拡張ERGプロトコール

ISCEV標準ERGに加えて，より詳細な特性を評価するために，拡張プロトコールが提唱されている．ISCEV拡張ERGプロトコールには，現在，明所視陰性応答(photopic negative response：PhNR)[18]，暗順応下赤色閃光ERG[19]，on-off ERG[20]，明順応下全視野ERGの刺激応答シリーズ[14]，暗順応下全視野ERG b波[21]，S錐体ERG[22]，および強フラッシュ杆体分離ERG a波[23]の導出と分析のための刺激応答シリーズがある．このうち，日常臨床において比較的遭遇する可能性のある疾患の評価に有用なPhNRとon-off ERGについて述べる．

1. 明所視陰性応答(photopic negative response：PhNR)

LA 3.0 ERGのb波の後に発生する負の波形成分は，PhNRと呼ばれ，NMDA(N-methyl-D-aspartate：網膜神経節細胞とアマクリン細胞を障害する)で網膜内層をブロックすると消失し，その起源は主に神経節細胞とその軸索，および一部アマクリン細胞と考えられていて[18)24]，その振幅は，網膜の最内層に影響を与える疾患の早期検出に役立つ(「ERGを応用した視神経の評価—photopic negative responseの臨床応用—」の稿参照)．刺激光は青色LED(450〜485 nm)による10.0 phot cd/m²の背景光に重ねて，赤色LED(630〜660 nm)による1.0〜2.5 phot cd・s/m²の短い時間(<5 ms)の刺激光を1秒間に1回の頻度で照射する．

PhNRは図5に示すようにi波の後に発生する．振幅の評価は，①ベースラインからトラフ(BT)の最小点まで測定する，②b波のピークからトラフの最大振幅(PT)まで測定する，③固定時間，例えば応答の谷のフラッシュ後65〜75 msで測定する，④PTやBT：b波振幅比を測定する，といったように，複数の方法がある．③の方法は，反応が小さくトラフを見つけるのが難しい場合に有用である．②のPT測定は主にb波振幅の影響を受けるため双極細胞機能の変化を考慮する必要がある．さらに，b波の落下肢，および/またはその後のトラフにおけるoff経路起源のi波も考慮する必要がある．

2. 長時間刺激による錐体応答(long-duration ERG，またはon-off ERG)

ISCEVスタンダードに提言された錐体ERGは5 ms以内という短時間の閃光刺激を用いるとされているが，これを100〜200 msと長時間の刺激光を用いることによって，図6に示すようにon型双極細胞経路とoff型双極細胞経路由来の分離記録ができる[7)20)25]．これにより，特に狭義の先天停在性夜盲においては病態の核心に迫った所見が得られる(「臨床疾患：全視野ERGが診断に有用な先天性網膜疾患(網膜中層障害)」の稿参照)．

on応答のa波が錐体光受容体に由来し，off型双極細胞(過分極)が大きく寄与する[25]．on応答のb波は，on型双極細胞(脱分極)の機能を反映しているが，off型双極細胞と水平細胞の影響を受け

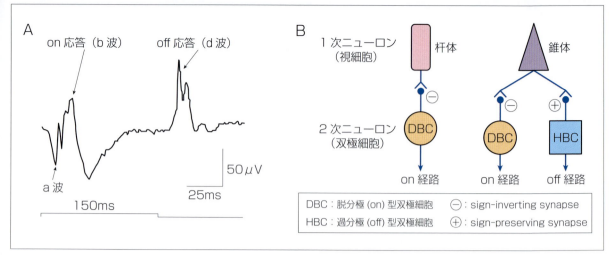

図 6. 長時間刺激(150 ms)によって記録された錐体応答と視細胞と双極細胞の連結を示した模式図
A：光刺激の直後に LA 3.0 ERG の a 波, b 波成分に相当する a 波と b 波(on 応答)が, 光刺激が絶えたときに d 波と呼ばれる陽性波が認められる. 刺激時間を短くしていくと, b 波と d 波が融合して 5 ms 刺激の錐体応答(LA 3.0 ERG, 図 3〜5)でみられる b 波を形成する. 逆に図 3〜5 の b 波は図 6 の b 波と d 波の合成された波形であるとも言える.
B：視細胞と双極細胞の連結を示した模式図. on 経路と off 経路があり, それぞれ b 波, d 波の起源となっている. 錐体光受容体は両経路に連結しているが, 杆体光受容体は on 経路のみに連結している.

(文献 27 より改変)

る. d 波の初期の急速期は off 型双極細胞の活動に由来するが, 後のスローフェーズには錐体光受容体が寄与し, on 型双極細胞は反対の極性方向に作用する[25].

局所 ERG
（「臨床疾患：局所・多局所 ERG が診断に有用な疾患」の稿参照）

これまで述べてきた全視野 ERG に対して網膜局所, 特に黄斑部からの電気反応を記録する方法として黄斑局所網膜電図(focal macular ERG：fmERG)と多局所網膜電図(multifocal ERG：mfERG)がある.

1. 黄斑局所網膜電図(focal macular ERG：fmERG)

fmERG は黄斑部錐体の応答であり, 全視野 ERG の LA 3.0 ERG と比較して振幅は小さいが同様の波形が得られる(図 7). a 波, b 波, d 波, PhNR, OP などの各種波形成分も起源は同じであり, 同様の解釈ができる. また, 眼底を赤外線カメラで観察しながら記録できるので固視不良の場合にも, ある程度記録が可能である.

2. 多局所網膜電図(multifocal ERG：mfERG)

mfERG は同時に複数箇所の局所応答を記録することができるためマッピング機能に優れている. また, fmERG に比べて記録できる範囲も広い. 一方で眼底観察ができないことや OP, PhNR が記録できないなどの欠点もあり, 知りたい情報によって fmERG と使い分けるとよい.

mfERG の刺激には複数のエレメントが用いられる. 網膜は球面であり同一の形で埋め尽くすために 6 角形が用いられる. エレメントは 19, 37, 61, 103 個などに設定できる. 数が多いほど解像度は高くなるが個々の反応は小さくなりノイズの割合も大きくなる. 図 8 に LA 3.0 ERG の波形と mfERG の波形を示す. 両者はよく似た形をしているが, mfERG では刺激条件の違いから a 波, b 波という呼称ではなく, 最初の陰性波を N1 波, 陽性波を P1 波と呼ぶ. LA 3.0 ERG の a 波, b 波と mfERG の N1, P1 の起源はほぼ同じと考えられている. すなわち, N1 の起源は錐体光受容体と off 型双極細胞で, 後者の寄与度が大きい. そして P1 の起源は on 型と off 型双極細胞の組み合わせ

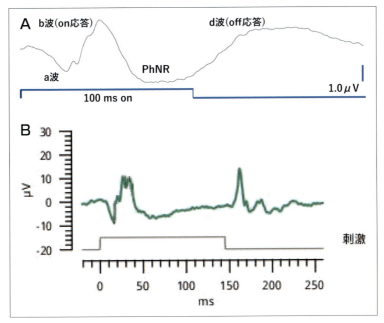

図 7. 黄斑局所網膜電図（focal macular ERG：fmERG）と on-off ERG の正常記録波形の比較

A, B は類似の波形で，いずれも a 波，b 波，d 波，PhNR, OP の成分を含んでいる．大きな違いは錐体細胞の数に応じて振幅の大きさが異なることである．

　　A：fmERG の波形
　　B：長い時間の全視野刺激で得られた on-off ERG の波形

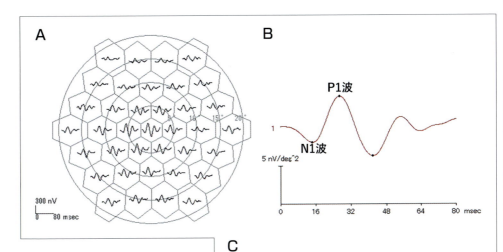

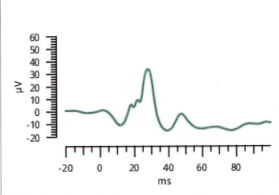

図 8.
多局所網膜電図（multifocal ERG：mfERG）と LA 3.0 ERG の正常記録波形の比較

B は A のすべての箇所の反応の合計波形である．B, C は類似の波形で，N1 は a 波に，P1 は b 波に相当する．これらに加えて，C では PhNR, OP の成分を含んでいる．

　　A：37 か所のエレメントの局所反応を波形で示した trace array
　　B：上記の多局所反応の合計を示した波形
　　C：LA 3.0 ERG の波形

と考えられている.

おわりに

　本稿では ISCEV が提唱する全視野 ERG の標準プロトコールに基づいて得られる6つの ERG について，各種波形成分とその起源を解説した．補完的な意味でオクリスタ No.20『網膜電図（ERG）を使いこなす』より「1. ERG の原理」も参照いただけると幸いである[26]．原因不明の視力低下，夜盲，羞明，進行性の視野障害などの症状を訴える患者に遭遇したとき，眼底検査で所見がない場合，あるいは OCT で疑わしい所見がある場合，ERG が診断確定に役立つことがある．診察室のどこかに置いておいて思い出したときにページをめくっていただくなど，実臨床に役立てていただければ幸いである．また，OCT や OCT アンギオグラフィーの発展によって網膜各層や細胞体ごとの微細構造，そして栄養血管枝などが観察できるようになった．網膜では神経細胞，グリア細胞，免疫細胞，血管系が機能的結合と相互依存性を有し，neurovascular unit を形成している．今後その構造，循環，機能の相関へのより深い理解にも ERG が役に立つであろう．

文　献

1) Miyake Y：Electrodiagnosis of Retinal Diseases. Springer-Verlag Tokyo, pp. 1-234, 2006.
   Summary　総論と各論に分かれていて眼底写真 OCT などの図も多く，わかりやすい英文で書かれている臨床 ERG の聖書の1つ．ぜひお勧めしたい.
2) Robson AG, Nilsson J, Li S, et al：ISCEV guide to visual electrodiagnostic procedures. Doc Ophthalmol, 136：1-26, 2018.
3) Marmor MF, Arden GB, Nilsson SE, et al：Standard for clinical electroretinography. Arch Ophthalmol, 107：816-819, 1989.
4) McCulloch DL, Marmor MF, Brigell MG, et al：ISCEV Standard for full-field clinical electroretinography（2015 update）. Doc Ophthalmol, 130：1-12, 2015.

5) Robson AG, Frishman LJ, Grigg J, et al：ISCEV Standard for full-field clinical electroretinography（2022 update）. Doc Ophthalmol, 144：165-177, 2022.
   Summary　臨床で重要な6つの ERG について，国際臨床視覚電気生理学会（ISCEV）の専門家が記録方法，各主成分の起源を詳細に記載した文献.
6) 佐々木正治：Electroretinography（ERG）に関連したガイドライン．比較眼科研究，28：1-6, 2009.
7) 山本修一，新井三樹，近藤峰生ほか：どうとる？どう読む？ ERG．メジカルビュー社, pp. 12-78, 2015.
8) 近藤峰生：視細胞の機能と電気生理．眼科プラクティス6 眼科臨床に必要な解剖生理（大鹿哲郎編）．文光堂，pp. 198-205, 2005.
9) Frishman L：Origin of the Electroretinogram. Principles And Practice of Clinical Electrophysiology of Vision, 2nd ed（Heckenlively J, Arden G, Steven N, et al, eds）. MIT Press, pp. 139-183, 2006.
10) Rodieck W：The rain of photons onto cones. The First Steps in Seeing. Sinauer Associates Inc, USA, pp. 69-87, 1998.
11) 金子章道：視細胞から神経節細胞へ．眼科 New Insight 視覚情報処理（若倉雅登編）．メジカルビュー社，pp. 21-34, 1994.
12) 三宅養三：ISCEV プロトコールとその問題点．眼紀，44：519-524, 1993.
   Summary　臨床で最も重要な杆体錐体混合応答（LA 3.0 ERG, LA 10.0 ERG）などについて臨床家の視点から課題を指摘した文献．とても明解で ERG についての理解を深めるのに最適である.
13) 河崎一夫，白尾　裕，瀬川安則ほか：視覚における情報処理機構 律動様小波が関与する網膜内情報処理とその異常―糖尿病網膜症を中心に―．日眼会誌，102：813-836, 2012.
14) McCulloch DL, Kondo M, Hamilton R, et al：ISCEV extended protocol for the stimulus-response series for light-adapted full-field ERG. Doc Ophthalmol, 138(3)：205-215, 2019.
15) Bach M, Brigell MG, Hawlina M, et al：ISCEV standard for clinical pattern electroretinography（PERG）：2012 update. Doc Ophthalmol, 126：1-7, 2013.
16) Hoffmann MB, Bach M, Kondo M, et al：ISCEV standard for clinical multifocal electroretinography（mfERG）（2021 update）. Doc Ophthalmol,

$142(1) : 5-16, 2021.$

17) Kondo M, Sieving PA : Post-photoreceptoral activity dominates primate photopic 32-Hz ERG for sine-, square-, and pulsed stimuli. Invest Ophthalmol Vis Sci, 43(7) : 2500-2507, 2002.

18) Frishman L, Sustar M, Kremers J, et al : ISCEV extended protocol for the photopic negative response(PhNR) of the full-field electroretinogram. Doc Ophthalmol, 136 : 207-211, 2018.

19) Thompson DA, Fujinami K, Perlman I, et al : ISCEV extended protocol for the dark-adapted red flash ERG. Doc Ophthalmol, 136 : 191-197, 2018.

20) Sustar M, Holder GE, Kremers J, et al : ISCEV extended protocol for the photopic On-Off ERG. Doc Ophthalmol, 136 : 199-206, 2018.

21) Johnson MA, Jeffrey BG, Messias AMV, et al : ISCEV extended protocol for the stimulus-response series for the dark-adapted full-field ERG b-wave. Doc Ophthalmol, 138(3) : 217-227, 2019.

22) Perlman I, Kondo M, Chelva E, et al : ISCEV extended protocol for the S-cone ERG. Doc Ophthalmol, 140(2) : 95-101, 2020.

23) Brigell M, Jeffrey BG, Mahroo OA, et al : ISCEV extended protocol for derivation and analysis of the strong flash rod-isolated ERG a-wave. Doc Ophthalmol, 140 : 5-12, 2020.

24) Viswanathan S, Frishman LJ, Robson JG, et al : The photopic negative response of the macaque electroretinogram : reduction by experimental glaucoma. Invest Ophthalmol Vis Sci, 40 : 1124-1136, 1999.

25) Sieving PA, Murayama K, Naarendorp F : Push-pull model of the primate photopic electroretinogram : a role for hyperpolarizing neurons in shaping the b-wave. Vis Neurosci, 11 : 519-532, 1994.

26) 篠田 啓：1. ERG の原理. MB OCULI, 20：1-10, 2014.

27) 篠田 啓：全視野 ERG の種類と波形成分. 日本の眼科, 95(9)：1262-1268, 2024.

Monthly Book

OCULISTA

2023.3月増大号
No. 120

今こそ学びたい！眼科手術手技のABC

編集企画
太田俊彦
順天堂大学医学部附属静岡病院特任教授

2023年3月発行　B5判　166頁
定価5,500円（本体5,000円＋税）

代表的な眼科手術手技の基本について丁寧に解説された本特集は、これから学ぶ方はもちろん、専門外の手術を知りたい方にもおすすめの一冊です！

目　次

- 針と麻酔の科学
- 術者と術野の消毒，感染予防・治療対策
- 眼瞼手術
- 霰粒腫手術
- 涙道内視鏡手術
- 涙嚢鼻腔吻合術
- 翼状片手術
- 斜視手術
- 角膜手術
- 白内障手術
  ―超音波乳化吸引術（PEA）、後嚢破損時の対処法―
- 白内障手術
  ―特殊症例：散瞳不良・小瞳孔例、チン小帯脆弱・断裂例―
- 白内障手術
  ―IOL 二次挿入術・27G 鑷子を用いたレンズ強膜内固定術―
- 緑内障手術―トラベクレクトミー―
- 緑内障手術―低侵襲緑内障手術（MIGS）―
- 緑内障手術―チューブシャント手術―
- 網膜硝子体手術―裂孔原性網膜剝離―
- 網膜硝子体手術―黄斑手術―
- 網膜硝子体手術―増殖硝子体網膜症―
- 眼窩手術
- 屈折矯正手術―LASIK＆ICL―

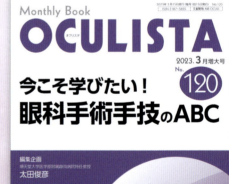

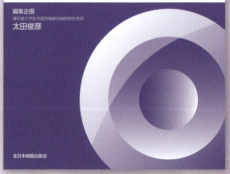

全日本病院出版会
〒113-0033　東京都文京区本郷 3-16-4　Tel:03-5689-5989
www.zenniti.com　　　　　　　　　　　Fax:03-5689-8030

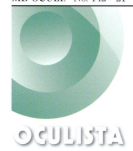

特集/今こそ学ぶべき網膜電図(ERG)

臨床疾患：全視野ERGが診断に有用な先天性網膜疾患（視細胞障害）

林 孝彰*

Key Words: 視サイクル(visual or retinoid cycle)，光シグナル伝達(visual phototransduction)，視細胞障害による先天停在性夜盲(congenital stationary night blindness caused by photoreceptor dysfunction)，網膜色素変性(retinitis pigmentosa)，先天性錐体機能不全(congenital cone dysfunction)，錐体ジストロフィ(cone dystrophy)

Abstract: 全視野網膜電図(ERG)は，主として視細胞から双極細胞への伝達経路で発生する電気信号を体表から記録する検査である．4種類の刺激条件（杆体応答，混合応答，錐体応答，30 Hzフリッカ応答）で記録することが推奨されている．このなかで，視細胞（杆体と錐体）自体からの応答は，暗順応下で記録される混合応答のa波のみであり，主に杆体の寄与が大きい．得られたERG波形の解釈には，視細胞が光をどのように受容し，それを電気信号に変換し，細胞内でどのように処理するかを理解することが不可欠である．本稿では，a波発生のメカニズムをわかりやすく説明するとともに，先天停在性夜盲，網膜色素変性，先天性錐体機能不全，錐体ジストロフィなどの視細胞障害に起因する遺伝性網膜ジストロフィのERG波形に焦点をあて，解説する．

はじめに

視覚情報は，網膜視細胞で電気信号に変換され，その情報がシナプスを介して，双極細胞に伝達される．全視野網膜電図(electroretinogram：ERG)は，主に視細胞から双極細胞への伝達経路で発生した電気信号を体表から記録する検査である．光刺激により視細胞が興奮し，最初の電気信号を発する．ERG波形を熟知するうえで，視細胞がどのように光を受容し電気信号に置き換え，その情報を細胞内で処理するかを理解することは重要である．

視細胞は，杆体細胞（杆体）と錐体細胞（錐体）の2つに大別され，錐体は，さらにL錐体，M錐体，S錐体の3種に分類される．杆体からの情報は，シナプスを経由し杆体ON型双極細胞に伝達される(図1)[1)2)]．一方，錐体からの情報は，シナプスを経由して錐体ON型双極細胞と錐体OFF型双極細胞のどちらかに伝達される(図1)[1)2)]．長時間(100～200 msec)の光刺激で記録された明順応下ERGにおいて，光刺激した直後のON応答(b波)は錐体ON型双極細胞由来，光刺激終了後のOFF応答(d波)は錐体OFF型双極細胞由来である[3)]．細胞生理学的には，光刺激によって脱分極する双極細胞をON型，光刺激によって過分極する双極細胞をOFF型と呼んでいる．双極細胞から情報伝達を受け取るアマクリン細胞は，内網状層でシナプスを介してON経路やOFF経路に出力し影響を与えているが，ERG波形に与える影響についてはほとんどわかっていない．

---

* Takaaki HAYASHI, 〒125-8506 東京都葛飾区青戸6-41-2 東京慈恵会医科大学葛飾医療センター眼科，診療部長／〒105-8461 東京都港区西新橋3-25-8 同大学眼科学講座，教授

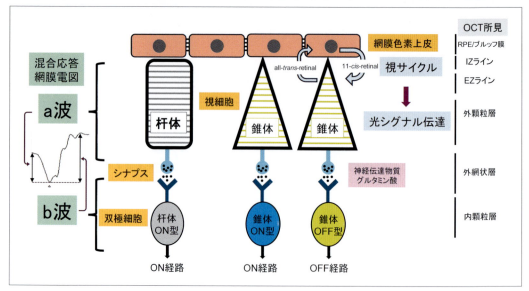

図 1. 視細胞から双極細胞への伝達経路と網膜電図波形の由来
網膜色素上皮(RPE)で生成された光受容レチノイド(11-*cis*-retinal)は，視サイクルによって視細胞へ運ばれる．光刺激後，視細胞(杆体と錐体)内で光シグナル伝達が活性化され，視細胞は過分極し，a 波を発生する．杆体からシナプスを経由して情報伝達される細胞は，杆体 ON 型双極細胞のみである．一方，錐体からシナプスを経由して情報伝達される細胞は，錐体 ON 型双極細胞と錐体 OFF 型双極細胞の 2 種類がある．光干渉断層計(OCT)の各ラインを並べて示す．
IZ：interdigitation zone，EZ：ellipsoid zone

(文献 6 より引用・一部改変)

国際臨床視覚電気生理学会(International Society of Clinical Electrophysiology of Vision：ISCEV)は，暗順応(20～30 分)後に杆体応答(刺激光 0.01 cd・s/m^2：DA 0.01)ならびに混合(杆体と錐体)応答(刺激光 3.0 cd・s/m^2：DA 3.0)を記録し，明順応後に 30 cd/m^2 の背景光下で，錐体応答(刺激光 3.0 cd・s/m^2：LA 3.0)ならびに 30 Hz フリッカ応答を記録することを推奨している[4]．混合応答に関しては，刺激光 DA 3.0 に加え，より強度な 10 cd・s/m^2(DA 10)もしくは 30 cd・s/m^2(DA 30)が記録されることが多い．ERG 記録は，特に遺伝性網膜疾患の診断に威力を発揮する[5)6]．ERG 記録のなかで，(双極細胞が関与しない)視細胞由来の反応は，混合応答のa波のみである(図1)．a波への寄与は杆体由来が圧倒的(80～85%程)である[4]．暗順応後の混合応答において，光刺激強度(DA 3.0)に比べ，強い光刺激(DA 10 もしくは DA 30)で記録するとa波の振幅は増大し，より杆体の寄与が増す[4]．

本稿では，生化学的，細胞生理学的にa波発生のメカニズムを説明するとともに，先天停在性夜盲，網膜色素変性，先天性錐体機能不全，錐体ジストロフィなどの視細胞障害に起因する進行性・非進行性遺伝性網膜疾患の ERG 波形に焦点をあて，解説する．先天性網膜疾患と遺伝性網膜疾患をまとめて，遺伝性網膜ジストロフィ(inherited retinal dystrophy：IRD)と呼ぶことにする．

杆体の生理学的特徴，混合応答 ERG の a 波の起源

杆体の生理学的特徴[7)~9]について解説する．錐体もほぼ同様な生理学的特徴があると考えられている．

1．暗所視における杆体の生理学的特徴

暗所視で，杆体外節に発現している光受容蛋白質・ロドプシンは光受容レチノイド(11-*cis*-retinal)と結合し光受容の準備をし，光シグナル伝達に関与する G 蛋白質(視細胞ではトランスデューシンと呼ばれる)活性は抑制されている(図2)．トランスデューシンは，GDP 結合型が不活性型で，GTP 結合型が活性型である．ロドプシンは *RHO*

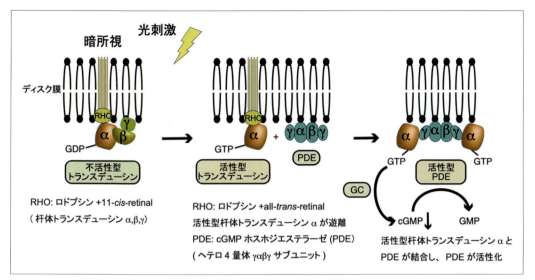

図 2. 暗所視, 光刺激後の杆体光シグナル伝達のメカニズム
暗所視でロドプシンは,光シグナル伝達に関与する杆体トランスデューシン活性は抑制されている.光刺激後,杆体トランスデューシンαが遊離し活性化され,cGMPホスホジエステラーゼ(PDE)と結合する. PDE が活性化され,cGMP が分解され,その濃度減少により下流の cGMP 依存性カチオンチャネルが閉じ,細胞内へのナトリウムイオンおよびカルシウムイオンの流入が阻害され,杆体は過分極する. グアニル酸シクラーゼ(GC)は,GTP から cGMP の生成を触媒する.

遺伝子によってコードされている. 11-*cis*-retinal は,網膜色素上皮で *RDH5* 遺伝子がコードする 11-*cis*-retinol dehydrogenase によって生成され杆体に取り込まれる(図 1). *RDH5* 遺伝子は,白点状眼底の責任遺伝子である. また,暗所視では光シグナル伝達下流の cGMP 依存性カチオンチャネルは開き,細胞内へのナトリウムイオン(Na^+)およびカルシウムイオン(Ca^{2+})が流入することで,杆体は脱分極し,神経伝達物質のグルタミン酸をシナプスに放出している(図 1). 杆体から情報を受け取る双極細胞(杆体 ON 型双極細胞)(図 1)は,グルタミン酸を受け取ることで過分極する.

2. 光刺激による杆体の生理学的特徴

光刺激によって光がロドプシンにあたると,11-*cis*-retinal が all-*trans*-retinal に光異性化し,ロドプシンの構造変化も起こり,杆体トランスデューシンが活性化される(図 2). all-*trans*-retinal は,視細胞から放出され網膜色素上皮に取り込まれた後,再び 11-*cis*-retinal が生成される(視サイクル)(図 1). 杆体トランスデューシンは,α,β,γ のヘテロ 3 量体からなる(図 2). *GNAT1* 遺伝子は,杆体トランスデューシンαをコードしている.

光刺激によって活性型となった杆体トランスデューシンαが遊離し,cGMP ホスホジエステラーゼ(PDE)と結合する(図 2). 杆体 PDE は,ヘテロ 4 量体(γαβγ サブユニット)から形成され,活性型杆体トランスデューシンαが PDEγ と結合することにより,PDE が活性化され,細胞内 cGMP が加水分解される(図 2). *PDE6A* ならびに *PDE6B* 遺伝子は,それぞれ PDEα サブユニットと PDEβ サブユニットをコードしている. 結果として,細胞内の cGMP 濃度が減少すると,下流の cGMP 依存性カチオンチャネルが閉じ,細胞内への Na^+ および Ca^{2+} の流入が阻害され,杆体は暗所視の状態と比べて過分極する.

RHO 遺伝子,*GNAT1* 遺伝子,*PDE6B* 遺伝子は,視細胞機能障害による先天停在性夜盲の責任遺伝子として報告されている.

3. 混合応答 ERG の a 波と b 波の起源について

暗所視で脱分極していた杆体が,光刺激後,過分極する現象を捉えているのが,混合応答の a 波である. a 波は陰性波として検出される(図 1). そして,杆体の過分極によって,グルタミン酸放出

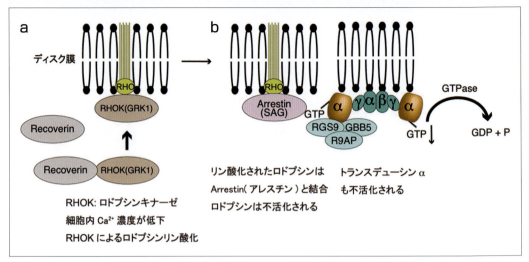

図 3. 杆体におけるロドプシンの不活化機構
光刺激によって cGMP 依存性カチオンチャネルが閉じ，細胞内カルシウムイオン（Ca^{2+}）濃度が低下する．Ca^{2+} 結合タンパク質であるリカバリン（recoverin）は，Ca^{2+} 濃度が高いときにロドプシンのリン酸化反応を抑制している．一方，杆体内の Ca^{2+} 濃度が低下したことにより，ロドプシンキナーゼ（RHOK：GRK1）の活性化が起こり，ロドプシンがリン酸化される（a）．リン酸化されたロドプシンは，アレスチンと結合することで不活化される（b）．

は減少し，杆体 ON 型双極細胞は脱分極する．これが混合応答の b 波の起源である（図 1）．混合応答の a 波には，杆体と同様に暗順応で反応する錐体応答も含まれている．混合応答と呼ばれる所以である．一方，錐体系の b 波への影響は複雑で，錐体からの情報を受け取る錐体 ON 型/OFF 型双極細胞の両者が関与しているため（図 1），刺激強度（DA 10 もしくは DA 30）を強くすると a 波は増大するが，「photopic hill」現象[10]（他稿「実験動物の ERG 記録」参照）により，b 波振幅はむしろ低下する．

4．活性型ロドプシンの不活化機構

杆体では光シグナル伝達後，ロドプシンの不活化機構も存在する．光刺激によって cGMP 依存性カチオンチャネルが閉じ，細胞内 Ca^{2+} 濃度が低下する．Ca^{2+} 結合タンパク質であるリカバリンは，Ca^{2+} 濃度が高いときにロドプシンのリン酸化反応を抑制している（図 3）．一方，杆体内の Ca^{2+} 濃度が低下したことにより，ロドプシンキナーゼの活性化が起こり，ロドプシンがリン酸化される（図 3-a）．リン酸化されたロドプシンは，アレスチンと結合することで不活化される（図 3-b）．GRK1 遺伝子はロドプシンキナーゼをコードし，SAG 遺伝子はアレスチンをコードしている．いずれも小口病の責任遺伝子である．

杆体機能が低下する IRD

先天性に杆体機能に異常が起こる白点状眼底，小口病，Riggs 型先天停在性夜盲（congenital stationary night blindness：CSNB），Nougaret 型 CSNB について，進行性に杆体機能が優位に低下する網膜色素変性の ERG 所見について解説する．ERG の杆体応答は，杆体から情報伝達された杆体 ON 型双極細胞からの応答を反映している[4]．本項では，杆体機能の障害により，杆体応答が低下もしくは消失している疾患について述べる．

1．白点状眼底

視サイクルの 11-*cis*-retinol dehydrogenase をコードする RDH5 遺伝子の両アレル変異によって発症する常染色体潜性遺伝（AR）の IRD である．眼底に無数の白点がみられる．暗順応遅延により杆体機能低下が起こるので，杆体の細胞数減少によるものではない．自験例（JU0590，15 歳女性）を紹介する．暗順応 30 分後の ERG で，杆体応答は消失，混合応答の a 波・b 波振幅はともに低下し，a 波に比べ b 波が低下している[6)11]（図 4）．

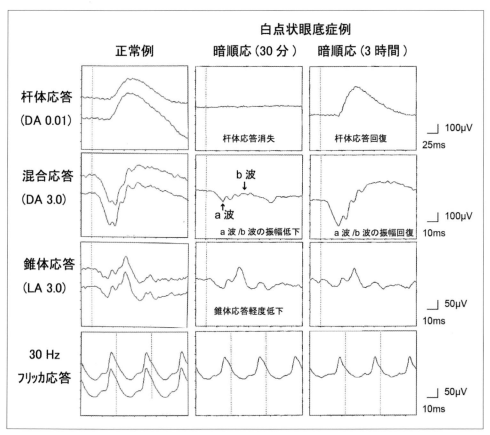

図 4. 白点状眼底症例の網膜電図
暗順応 30 分後の杆体応答は消失, 混合応答の a 波・b 波振幅はともに低下し, a 波に比べ b 波が優位に低下している. 錐体応答と 30 Hz フリッカ応答の反応は比較的保たれている. 長時間(3 時間)の暗順応後の杆体応答と最大応答はほぼ正常化している.

(文献 6, 11 より引用・一部改変)

a 波振幅の低下は, 杆体機能低下による. b 波の低下は, 網膜内層障害に起因する陰性型とは区別される. 明順応後の錐体応答と 30 Hz フリッカ応答の反応は比較的保たれる(図4). 長時間(3 時間)の暗順応後の ERG の杆体応答と最大応答は, ほぼ正常化する[6)11)](図4). 本疾患に黄斑萎縮を伴う黄斑ジストロフィや錐体ジストロフィが合併することが報告されている[12)]. 本疾患は停在性夜盲に分類されているが, 今後, 進行性 IRD の疾患に分類される可能性がある. 日本から, RDH5 遺伝子(NM_002905.5)の高頻度変異(c.928delCinsGAAG：p.Leu310delinsGluVal, rs267607006)が報告されている[12)].

2. 小口病

剥げかかった金箔様の眼底所見を呈する常染色体潜性遺伝の IRD である. SAG 遺伝子もしくは GRK1 遺伝子変異によって発症する. 自験例(JU0077, 17 歳男性)を紹介する[6)]. 暗順応 30 分後の ERG で, 杆体応答は消失, 混合応答の a 波・b 波の振幅はともに低下し, a 波に比べ b 波が優位に低下していた(図5). 白点状眼底と同様に a 波振幅の低下は, 杆体機能低下による. b 波の低下は, 網膜内層障害に起因する陰性型とは区別される. 長時間暗順応の混合応答で, a 波の振幅は正常にまで回復する[13)14)]. 本疾患も暗順応遅延による IRD である. 明順応後の錐体応答と 30 Hz フリッカ応答の反応は正常であった[6)](図5). SAG 遺伝子(NM_000541.5)の高頻度変異(c.926del：p.Asn309ThrfsTer12, rs587776778)が報告されている[15)]. 日本人小口病の大多数の原因となる変異であることが証明されている. 東北メディカル・メガバンク機構データベースによる日本人のアレ

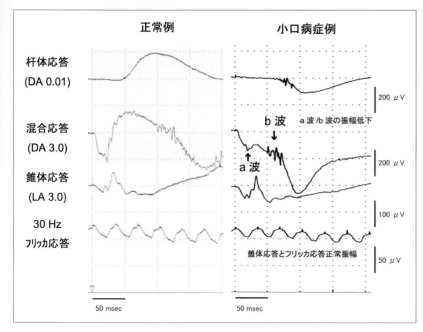

図 5.
小口病症例の左眼網膜電図
通常暗順応後の杆体応答は消失，混合応答の a 波・b 波振幅はともに低下し，a 波に比べ b 波が優位に低下している．錐体応答と 30 Hz フリッカ応答の反応は正常である．
（文献 6 より引用・一部改変）

ル頻度は，約 0.4%（398/108,602 アレル）で，250 人に 1 人が本変異をヘテロ接合性に有している．また，この変異をホモ接合性に有する症例のなかに，進行性の IRD をきたす症例も報告されている[16)～18)]．自験例でも本変異がホモ接合で検出された．

3．Riggs 型 CSNB

Riggs が報告した常染色体顕性遺伝（AD）形式をとる CSNB で，杆体の機能が消失したと考えると ERG の波形を理解しやすい．杆体応答は消失し，混合応答は暗順応下における錐体からの反応のみで a 波および b 波ともに振幅が低下する（subnormal）[19)]．混合応答の a 波振幅は，残存する錐体からの応答によって説明可能である．錐体応答と 30 Hz フリッカ応答は正常である．a 波振幅の低下は，杆体機能低下による．最初に報告した研究者の名前に由来して，Riggs 型 CSNB と呼ばれている．前述した光シグナル伝達に関与する杆体トランスデューシン α をコードする GNAT1 遺伝子（NM_144499.3）のヘテロ接合変異（c.155T＞A：p.Ile52Asn）が報告されている[19)]．RHO や PDE6B 遺伝子変異による報告例もある．

4．Nougaret 型 CSNB

常染色体顕性遺伝形式をとる CSNB である．本疾患は，家系創始者の姓（Nougaret）に由来して，Nougaret 型 CSNB と呼ばれている．GNAT1 遺伝子のヘテロ接合変異（c.113G＞A：p.Gly38Asp）が唯一の原因として報告されている[20)]．日本からの報告はなかったが，筆者らは，2020 年に同一遺伝子変異を有する世界で 2 家系目の Nougaret 型 CSNB を報告した[21)]．自験例（JU1542，34 歳女性）を紹介する．物心ついたときから夜盲を自覚していた．羞明や視力障害はみられなかった．長時間の暗順応後であっても夜盲の自覚的改善はなかった．眼底所見，眼底自発蛍光所見，光干渉断層計所見に明らかな異常は検出されなかった．ERG 所見として，杆体応答は消失し，混合応答の a 波と b 波は低下していたものの，a 波振幅低下は軽度であった（図 6）．a 波振幅は，残存する錐体からの応答だけでは説明ができない．杆体が応答する閾値が上昇していると考えると理解しやすい．すなわち，杆体応答記録時の弱い刺激光（DA 0.01）では杆体応答は検出されないが，混合応答のより強い刺激光（DA 3.0）では杆体が応答したために，ある程度の a 波として記録されたと考えられる．実際，暗順応後の杆体応答の閾値が 100～300 倍上昇していたと報告されている[22)]．錐体応答と 30 Hz フリッカ応答は正常であった（図 6）．

5．網膜色素変性

最も頻度の高い IRD で，約 4,000 人に 1 人の発

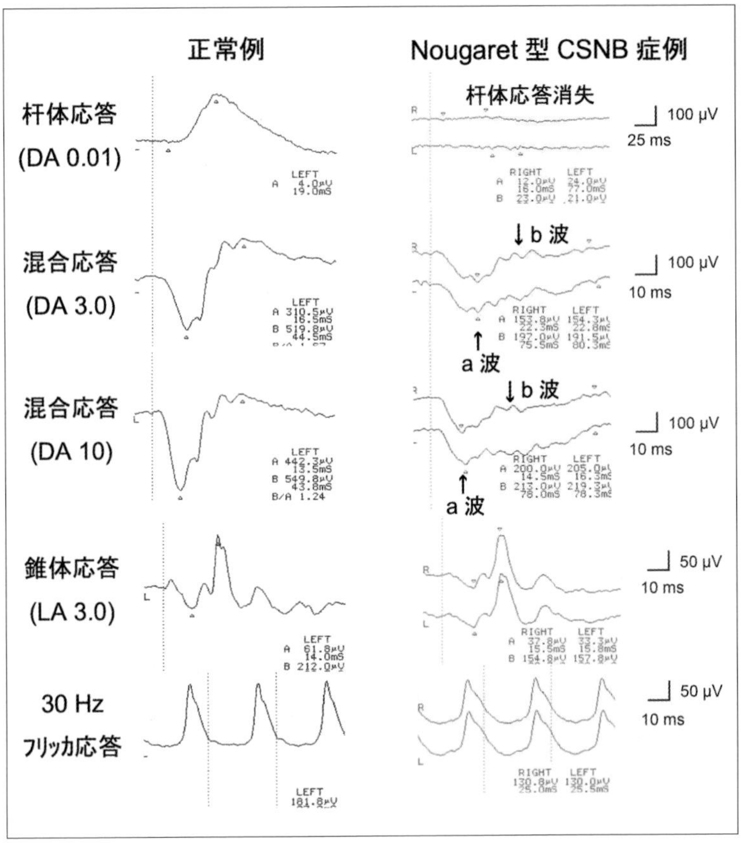

図 6.
Nougaret 型 CSNB 症例の網膜電図
遺伝学的検査で *TRPM1* 変異が同定されている 63 歳女性. 杆体応答は消失し, 混合応答のa波は比較的保たれb波がa波より小さい陰性型を示す. 錐体応答のa波は平坦化し, b波は急峻な立ち上がりを示す. 30 Hz フリッカ応答の反応は比較的保たれている. 明順応下, 長時間(100 msec 以上の)光刺激によるON 応答とOFF 応答を分離した記録で, ON応答は消失している.

(文献 21 より引用・一部改変)

症頻度である(難病情報センター：https://www.nanbyou.or.jp/entry/196)[23]. 本疾患は, 原発性・遺伝的に網膜色素上皮もしくは視細胞, 特に杆体が障害される. ほぼ同時に, もしくはやや遅れて錐体も障害される. 常染色体顕性遺伝, 常染色体潜性遺伝, X 連鎖性潜性遺伝のいずれの遺伝形式もとりうる. 100 種類以上の責任遺伝子が報告されており, 遺伝子の種類や遺伝子変異のパターンによって, 遺伝形式, 発症年齢, 視力障害や視野狭窄の進行速度に多様性がみられる. 広範囲の網膜変性により, 視野異常を自覚した時点で, 求心性視野狭窄が進行していることが多い. ゴールドマン視野で左右眼それぞれの I-4e 指標視野の総和が80°以下(視覚障害者手帳2〜4級相当)のケースでERG を記録すると, 杆体応答, 混合応答, 錐体応答, 30 Hz フリッカ応答のいずれも消失しているか, 著しい振幅低下を示す.

常染色体顕性遺伝による網膜色素変性と診断された自験例(JU0665, 46 歳男性)を紹介する. 遺伝学的検査で, *PRPH2* 遺伝子(NM_000322.5)に,

ヘテロ接合変異(c.748T＞G：p.Cys250Gly, rs1064793931)が検出されている[24]. ゴールドマン視野で, I-4e 指標視野の総和が左右眼それぞれ約 170°であり, 視覚障害者手帳5級相当の視野であった. ERG 所見として, 杆体応答, 混合応答, 錐体応答はいずれも著しい振幅低下を認め, 30 Hz フリッカ応答は消失していた(図7).

錐体機能が低下するIRD

錐体機能不全と呼ばれる IRD には, 先天性・非進行性の杆体1色覚(achromatopsia：ACHM), もしくは青錐体1色覚(blue cone monochromacy：BCM), 進行性の錐体/錐体杆体ジストロフィ(cone/cone-rod dystrophy：COD/CORD)が知られている.

1. 錐体応答と 30 Hz フリッカ応答の解釈

ISCEV プロトコールでは, 錐体応答のa波は錐体 OFF 型双極細胞由来, 錐体応答のb波は錐体 ON 型双極細胞と錐体 OFF 型双極細胞由来と記されている[4]. 錐体応答のa波とb波はともに,

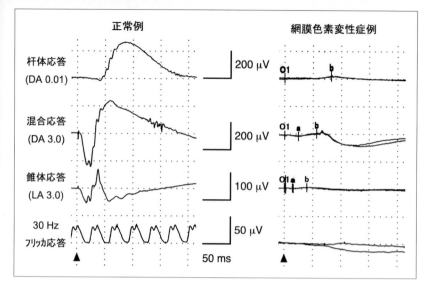

図 7.
網膜色素変性症例の網膜電図
遺伝学的検査でPRPH2変異が同定されている46歳男性．杆体応答，混合応答，錐体応答はいずれも著しい振幅低下を認め，30 Hzフリッカ応答は消失している．

錐体からの情報を錐体双極細胞に伝達しているので，錐体機能の低下によって，a波とb波の振幅は低下する．30 Hzフリッカ応答は，L/M錐体からの錐体ON型双極細胞と錐体OFF型双極細胞由来である[4]．S錐体は，L/M錐体に比べ時間分解能が低く，30 Hzフリッカ応答への関与は最小限である[4]．

2．ACHM/BCM

常染色体潜性遺伝形式をとるACHMのERGでは，杆体応答ならびに混合応答の潜時・振幅は正常範囲内で，錐体応答と30 Hzフリッカ応答は消失もしくは著しく低下する．錐体応答のa波およびb波の消失は，錐体(L/M/S錐体)機能障害により，錐体ON型双極細胞と錐体OFF型双極細胞への伝達障害がその理由である．

これまでに，ACHMの責任遺伝子として，CNGA3，CNGB3，GNAT2，PDE6C，PDE6H，ATF6の6遺伝子が報告されている．欧米人ACHMでは，CNGB3遺伝子変異が原因であることが多い．最近の日本人ACHMに対する遺伝学的検討で，欧米人とは異なり，PDE6C遺伝子と新たに発見されたRPGRIP1遺伝子の構造変異によるケースが多いことが報告された[25)26)]．

X連鎖潜性遺伝のBCMもACHMと同様なERG所見がみられるが，S(青)錐体ERGで，潜時40〜45 msec付近に陽性波(S錐体反応)が検出されることで，両者は区別される[27)]．家族歴ならびに遺伝学的解析でBCMと診断された自験例(JU1299，12歳男児)を紹介する[28)]．皮膚電極を用いた網膜電位計(RETeval®)で記録した右眼のERGを図8に示す[29)]．杆体応答ならびに混合応答の潜時・振幅は正常範囲内で，錐体応答と30 Hzフリッカ応答は消失していた．明順応後のS錐体ERGで潜時40 msec付近にS錐体応答(図8-矢印)が記録された[29)]．

混合応答のa波は視細胞由来であることから，ACHMやBCMでは，理論上，錐体応答の低下分，a波とb波の軽度振幅低下が検出される場合がある．

3．COD/CORD

本疾患も網膜色素変性と同様に，常染色体顕性遺伝，常染色体潜性遺伝，X連鎖性潜性遺伝のいずれの遺伝形式もとりうる．常染色体顕性遺伝のCODと診断された自験例(JU1252，42歳女性)を紹介する．遺伝学的検査で，PRPH2遺伝子(NM_000322.5)に，ヘテロ接合変異(c.514C>T：p.Arg172Trp)が検出されている．ERG所見として，杆体応答は正常範囲内，混合応答のa波・b波の振幅は軽度低下，錐体応答のa波・b波の潜時は正常，振幅は低下(subnormal)し，30 Hzフリッカ応答振幅も低下している(図9)．網膜全域にわたり錐体機能障害が起こるために，錐体応答のa波やb波の潜時は延長する場合がある．また，錐体の細胞数減少によって振幅は低下する．混合

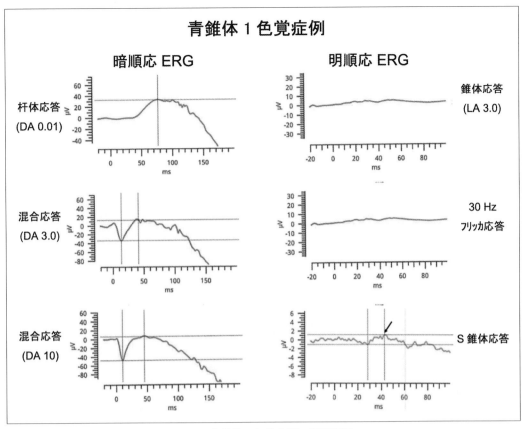

図 8. 青錐体1色覚症例の網膜電図
皮膚電極を用いた網膜電位計(RETeval®)で記録した右眼の網膜電図を示す．杆体応答ならびに混合応答の潜時・振幅は正常範囲内で，錐体応答と30 Hzフリッカ応答は消失している．明順応後に記録したS錐体網膜電図で40 msec付近にS錐体応答(矢印)が記録されている．

(文献29より引用・一部改変)

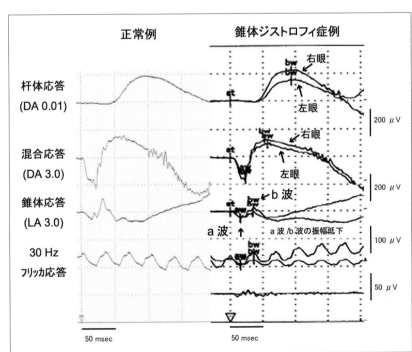

図 9.
錐体ジストロフィ症例の網膜電図
杆体応答正常範囲内，混合応答のa波・b波の振幅は軽度低下，錐体応答のa波・b波の潜時は正常，振幅は低下(subnormal)し，30 Hzフリッカ応答振幅も低下している．各波形を見ると，右眼に比べ左眼で軽度振幅が低下している．錐体の細胞数減少によって振幅は低下する．混合応答のa波は視細胞(杆体と錐体)由来であることから，理論上，a波とb波の振幅は若干低下する．

応答のa波は視細胞由来であることから，CODでも理論上，a波とb波の振幅は若干低下する．本症例でも若干低下していた（図9）．進行期では，杆体応答ならびに混合応答振幅の低下によりCORDと診断されるケースや錐体応答と30 Hzフリッカ応答が消失するケースもしばしば経験する．*PRPH2*遺伝子変異によるIRDは，CODだけでなく前述した網膜色素変性の表現型を示す場合もあり，興味深い[30]．

おわりに

ERGの各波形のなかで，視細胞からの唯一の応答は，暗順応下で記録される混合応答のa波のみである．混合応答a波は，杆体外節におけるロドプシンの光受容，光シグナル伝達を経由して，杆体が過分極した電位由来の波形である．錐体も杆体と同様に混合応答a波に寄与している．本稿では，先天停在性夜盲，網膜色素変性，先天性錐体機能不全，錐体ジストロフィなどの視細胞障害に起因するIRDのERG波形に焦点をあて，解説した．今回述べなかったが，IRD診療においては，ERGだけではなく，眼底のマルチモーダルイメージングや視野検査を実施することは言うまでもない．網膜色素変性を除けば，いずれの疾患も日常臨床で経験する機会は決して多くない．眼底所見が乏しい場合であっても，羞明や夜盲を訴えている症例に対しては，本稿を思い出し，ぜひともERGを記録していただきたい．

利益相反

FクラスⅢ（ジョンソン・エンド・ジョンソン/AMO，リィツメディカル，ユニハイト，バイエル薬品，日本アルコン，田辺三菱製薬，参天製薬），FクラスⅡ（千寿製薬，オグラ，中外製薬，大塚製薬，興和，協和キリン，ヤンセンファーマ）

文　献

1) Miyake Y, Yagasaki K, Horiguchi M, et al：Congenital stationary night blindness with negative electroretinogram. A new classification. Arch Ophthalmol, **104**：1013-1020, 1986.

2) 三宅養三：新しい疾患概念の確立―先天停止性夜盲の完全型と不全型―．日眼会誌，**106**：737-756, 2002.
   Summary　先天停在性夜盲のERG所見の基礎をわかりやすく説明している必読の総説．

3) Sustar M, Holder GE, Kremers J, et al：ISCEV extended protocol for the photopic On-Off ERG. Doc Ophthalmol, **136**：199-206, 2018.

4) Robson AG, Frishman LJ, Grigg J, et al：ISCEV Standard for full-field clinical electroretinography（2022 update）. Doc Ophthalmol, **144**：165-177, 2022.
   Summary　国際標準のERGの記録方法や条件などが記載されている解説論文．

5) 林　孝彰：【基礎と診断】遺伝性網脈絡膜疾患の診断と予後．臨眼，**69**：1608-1616, 2015.

6) 林　孝彰：錐体系・杆体系機能を別々に評価することが有用な疾患．日本の眼科，**95**(9)：1284-1291, 2024.
   Summary　様々なIRDのERG波形を解説している総説論文．

7) Jiang X, Mahroo OA：Human retinal dark adaptation tracked *in vivo* with the electroretinogram：insights into processes underlying recovery of cone- and rod-mediated vision. J Physiol, **600**：4603-4621, 2022.

8) Kawamura S, Tachibanaki S：Molecular bases of rod and cone differences. Prog Retin Eye Res, **90**：101040, 2022.

9) Hofmann KP, Lamb TD：Rhodopsin, light-sensor of vision. Prog Retin Eye Res, **93**：101116, 2023.

10) Ueno S, Kondo M, Niwa Y, et al：Luminance dependence of neural components that underlies the primate photopic electroretinogram. Invest Ophthalmol Vis Sci, **45**：1033-1040, 2004.

11) 林　孝彰：白点状眼底．黄斑疾患診療A to Z第2版（岸　章治，吉村長久編）．医学書院，pp. 423-428, 2022.

12) Katagiri S, Hayashi T, Nakamura M, et al：*RDH5*-Related Fundus Albipunctatus in a Large Japanese Cohort. Invest Ophthalmol Vis Sci, **61**：53, 2020.

13) Miyake Y, Horiguchi M, Suzuki S, et al：Electrophysiological findings in patients with Oguchi's disease. Jpn J Ophthalmol, **40**：511-519, 1996.

14) 三宅養三：小口病の 100 年．日本の眼科，**79**：1235-1239，2008.

15) Fuchs S, Nakazawa M, Maw M, et al：A homozygous 1-base pair deletion in the arrestin gene is a frequent cause of Oguchi disease in Japanese. Nat Genet, **10**：360-362, 1995.

16) 林　孝彰，竹内智一，月花　環ほか：63 歳時に輪状暗点を契機に診断され *SAG* 遺伝子変異（1147delA）が認められた小口病．臨眼，**63**：315-321，2009.

17) Hayashi T, Tsuzuranuki S, Kozaki K, et al：Macular Dysfunction in Oguchi Disease with the Frequent Mutation 1147delA in the *SAG* Gene. Ophthalmic Res, **46**：175-180, 2011.

18) Nishiguchi KM, Ikeda Y, Fujita K, et al：Phenotypic Features of Oguchi Disease and Retinitis Pigmentosa in Patients with S-Antigen Mutations：A Long-Term Follow-up Study. Ophthalmology, **126**：1557-1566, 2019.

19) Marmor MF, Zeitz C：Riggs-type dominant congenital stationary night blindness：ERG findings, a new *GNAT1* mutation and a systemic association. Doc Ophthalmol, **137**：57-62, 2018.

20) Dryja TP, Hahn LB, Reboul T, et al：Missense mutation in the gene encoding the alpha subunit of rod transducin in the Nougaret form of congenital stationary night blindness. Nat Genet, **13**：358-360, 1996.

21) Hayashi T, Hosono K, Kurata K, et al：Coexistence of *GNAT1* and *ABCA4* variants associated with Nougaret-type congenital stationary night blindness and childhood-onset cone-rod dystrophy. Doc Ophthalmol, **140**：147-157, 2020.

22) Sandberg MA, Pawlyk BS, Dan J, et al：Rod and cone function in the Nougaret form of stationary night blindness. Arch Ophthalmol, **116**：867-872, 1998.

23) 山本修一，村上　晶，高橋政代ほか：網膜色素変性診療ガイドライン．日眼会誌，**120**：846-861，2016.

24) Katagiri S, Hayashi T, Mizobuchi K, et al：Autosomal dominant retinitis pigmentosa with macular involvement associated with a disease haplotype that included a novel *PRPH2* variant（p.Cys250Gly）. Ophthalmic Genet, **39**：357-365, 2018.

25) Suga A, Mizobuchi K, Inooka T, et al：A homozygous structural variant of *RPGRIP1* is frequently associated with achromatopsia in Japanese patients with IRD. Genet Med Open, **2**：101843, 2024.

26) Inooka T, Hayashi T, Tsunoda K, et al：Genetic etiology and clinical features of achromatopsia in Japan. Retina, **44**：1836-1844, 2024.

27) Haseoka T, Inagaki R, Kurata K, et al：Usefulness of handheld electroretinogram system for diagnosing blue-cone monochromatism in children. Jpn J Ophthalmol, **65**：23-29, 2021.

28) Katagiri S, Iwasa M, Hayashi T, et al：Genotype determination of the *OPN1LW/OPN1MW* genes：novel disease-causing mechanisms in Japanese patients with blue cone monochromacy. Sci Rep, **8**：11507, 2018.

29) 林　孝彰：S-錐体 1 色覚．眼科診療ガイド 第 2 版（石川　均，井上俊洋，園田康平ほか編）．文光堂，pp. 645-646，2024.

30) Oishi A, Fujinami K, Mawatari G, et al：Genetic and Phenotypic Landscape of *PRPH2*-Associated Retinal Dystrophy in Japan. Genes（Basel），**12**：18117, 2021.

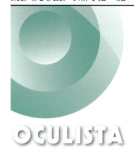

特集/今こそ学ぶべき網膜電図(ERG)

臨床疾患:
全視野 ERG が診断に有用な先天性網膜疾患(網膜中層障害)

國吉一樹*

Key Words : 先天網膜分離症(congenital X-linked retinoschisis), 先天停在性夜盲(congenital stationary night blindness), 陰性型 ERG(negative ERG), 双極細胞(bipolar cells)

Abstract : 網膜中層の障害をきたす先天性網膜疾患としては,先天網膜分離症と先天停在性夜盲(Schubert-Bornschein 型:以下,SB 型)が挙げられる.先天網膜分離症は X 連鎖性遺伝を示す遺伝性網膜ジストロフィの 1 つで,男児に発症し,黄斑部網膜分離と周辺部網膜分離を認め,視力は 0.1 以下〜1.0 程度に低下する.先天網膜分離症は網膜剝離や硝子体出血を生じることがある.一方,SB 型先天停在性夜盲の眼底は正常ないし近視性変化のみであるが,視力は 0.1 以下〜1.0 程度に低下する.SB 型先天停在性夜盲は完全型と不全型に分類され,完全型は on 型双極細胞,不全型は on 型と off 型双極細胞の両方の経路が障害されている.

先天網膜分離症と SB 型先天停在性夜盲の診断には ERG 検査が必須である.両者とも網膜中層に障害が存在するので,フラッシュ ERG の b 波が減弱して陰性型(negative)ERG を示すことが特徴である.

はじめに

網膜は透明な組織であるので,網膜を構成する細胞の変化は,それが二次的に網膜そのものや網膜色素上皮,そして視神経乳頭に影響を及ぼさない限り,検眼鏡的に異常は認めない.ここでは網膜中層の障害を示す先天性網膜疾患として,先天網膜分離症と Schubert-Bornschein 型先天停在性夜盲を解説する.

先天網膜分離症[1〜3]

先天網膜分離症は X 連鎖性遺伝を示す遺伝性網膜ジストロフィで,発症率は 5,000〜20,000 人に 1 人とされる.原因遺伝子は X 染色体短腕に位置する *RS1*(retinosichisin-1)遺伝子で,現在までに他の遺伝子の報告はない. RS1 は視細胞と双極細胞に発現し,網膜内細胞の相互接着に関与するとされている.したがって,*RS1* 遺伝子異常は先天的な網膜内分離を生じる.

先天網膜分離症では主として黄斑部と周辺部に網膜分離を認める.黄斑部網膜分離は,ほぼ全例にみられて「車軸状黄斑変性」(図 1)を呈する反面,周辺部網膜分離は約半数の症例にみられる.周辺部網膜分離は下耳側にみられることが多く(図 1),網膜分離のない周辺部網膜には銀箔様網膜反射を認めることがある.

OCT による観察では,黄斑部網膜分離は主として内顆粒層に囊胞様変化として認められ,その他,外顆粒層,視細胞外節,外網状層,神経節細胞層にも分離ないし囊胞様変化が認められる.周辺部網膜分離では,主として神経節細胞層が分離しており,内顆粒層に囊胞様変化を認める.

先天網膜分離症の診断は上記の眼底所見,OCT 所見のほか,ERG 所見が重要である.強い光刺激

---

* Kazuki KUNIYOSHI, 〒589-8511 大阪狭山市大野東 377-2 近畿大学医学部眼科学教室,臨床教授

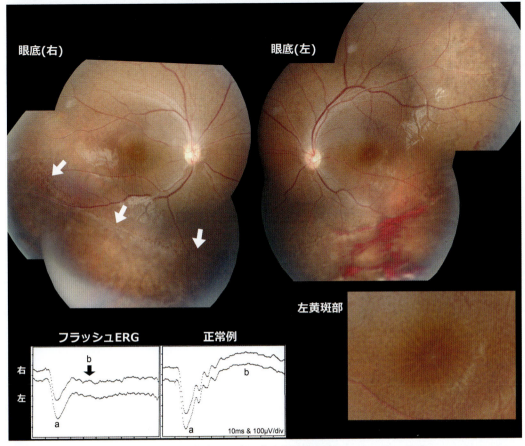

図 1. 先天網膜分離症の眼底,黄斑部拡大写真,フラッシュ ERG
両眼底ともに黄斑部網膜分離(車軸状黄斑変性)を,下方に周辺部網膜分離を認める(白矢印).左眼の下方には硝子体出血が認められる.フラッシュ ERG では正常に比較して b 波の振幅が低下して a 波よりも小さくなり,陰性型(negative)ERG を呈している(黒矢印 b).

によるフラッシュ ERG の a 波は視細胞からの反応で,b 波は双極細胞と Müller 細胞からの反応である.先天網膜分離症では網膜中層に障害があるため,フラッシュ ERG の b 波の振幅が低下して a 波の振幅より小さくなり,いわゆる「陰性型(negative)ERG」を呈するのが特徴である(図 1-黒矢印 b).

先天網膜分離症では黄斑部網膜分離のために視力は 0.1 以下~1.0(若年者で平均 0.3)で,遠視性乱視を伴うことが多い.小児で周辺部網膜分離がない場合には眼底所見だけでは診断が困難なことがある.弱視や斜視を認める小児では,広角眼底写真撮影,OCT,そして ERG 検査を行って,先天網膜分離症でないかどうかを確認する必要がある.

先天網膜分離症では,周辺部網膜分離の内層に残る網膜血管が破綻して硝子体出血や網膜分離腔内に出血を起こすことがある.また,網膜分離部の網膜内層と外層の両方に裂孔あるいは円孔を生じた場合には,網膜剝離を起こす.稀に黄斑部に覆いかぶさるような胞状の周辺部網膜分離を認めることがある.このような合併症を認めた場合には手術加療が必要となる.

一方で,病期が進むと黄斑部網膜分離は不明瞭となって非特異的黄斑変性となり,また周辺部網膜はびまん性網膜変性となって視機能は低下する.

しかし,硝子体出血や網膜剝離などの合併症を生じたり,あるいは病末期にびまん性網膜変性を呈してもフラッシュ ERG は陰性型を示すので,眼底所見が不明瞭でも先天網膜分離症を疑うことができる[3].

表 1. 先天停在性夜盲の分類と特徴

分類	(広義)先天停在性夜盲				
	眼底が正常のもの (狭義先天停在性夜盲)			眼底が異常のもの	
	Schubert-Bornschein 型		Riggs 型	小口病	白点状眼底
	完全型	不全型			
眼底	正常～近視性	正常～近視性	正常～近視性	金箔眼底	びまん性の白点
視力	0.1 以下～1.0	0.1 以下～1.0	正常	正常	正常～低下
屈折異常	強度近視～近視	強度近視～ 強度遠視	近視～正視	近視～正視	近視～遠視
フラッシュ ERG	陰性型	陰性型	減弱型	陰性型	陰性型
遺伝子と遺伝型	NYX(XR) TRPM1(AR) GRM6(AR) GPR179(AR) LRIT3(AR)	CACNA1F(XR) CABP4(AR)	RHO(AD) PDE6B(AD) GNAT1(AD)	SAG(AR) GRK1(AR)	RDH5(AR)
病態	on 型 双極細胞系の障害	on/off 型 双極細胞系の障害	杆体障害	杆体の暗順応遅延	杆体の暗順応遅延
その他	生来の強い夜盲	夜盲は 軽度～自覚なし	網膜色素変性と 共通の遺伝子	網膜色素変性様に 進行することがある	黄斑変性や錐体ジストロフィを 合併することがある

AD：常染色体顕性遺伝，AR：常染色体潜性遺伝，XR：X 連鎖性遺伝

先天停在性夜盲[4]

(広義)先天停在性夜盲は，眼底所見が正常なもの(狭義先天停在性夜盲)と異常なものに大別される(表1)．そのなかで，Schubert-Bornschein 型先天停在性夜盲(以下, SB 型先天停在性夜盲)は双極細胞の先天異常に伴う夜盲症で，眼底所見に乏しいが特徴的な ERG 所見を示す(図2)．

SB 型先天停在性夜盲は，杆体反応が全く消失する完全型と，杆体反応が残っている不全型に分類される．両者はかつて，同一疾患の障害の程度の差であると理解されていた．しかし Miyake ら[5]は，多数例の SB 型先天停在性夜盲を観察した結果，完全型と不全型が混在する家系はないこと，そして両者は明らかに異なった ERG 所見を示すことから，両者は異なる疾患であると結論した．後年，完全型と不全型の SB 型先天停在性夜盲は異なる原因遺伝子を持つことが判明し，Miyakeら[5]の結論は分子生物学的にも証明された．

SB 型先天停在性夜盲の完全型と不全型の ERG所見を図2に示す．両者はいずれもフラッシュERG(DA 30)の b 波が a 波よりも減弱して陰性型(negative)の ERG を示すことが共通の特徴であ

る．しかし両者のフラッシュ ERG をよく観察すれば，不全型では律動様小波(oscillatory potentials：OPs)が減弱しているのに対して，完全型ではよく記録されている(図2)．そして不全型では錐体 ERG(LA 3)とフリッカ ERG(LA flicker)は著しく減弱しているのに対して，完全型ではよく記録される(図2)．

この完全型と不全型の ERG 波形の違いの原因は不明であったが，明順応後に 100 ミリ秒以上の長時間光刺激で記録された ERG 波形(図2の LAon-off)の解析により原因が明らかとなった．

明順応下で長時間光刺激の開始後に記録されるon 応答には陰性波の a 波と陽性波の b 波があり，光刺激が終了してから記録される off 応答には陽性波の d 波がある．Sieving ら[6]はサル眼の実験で，a 波と d 波には off 型双極細胞が関与し，b 波にはon 型双極細胞が関与していることを証明した．SB 型先天停在性夜盲の長時間光刺激による ERGは，不全型では a, b, d 波のすべてが減弱しているのに対して，完全型では b 波が選択的に減弱していることから，不全型では on 型，off 型双極細胞の両方の経路が障害され，完全型では on 型双極細胞の経路のみが障害されていると結論された．

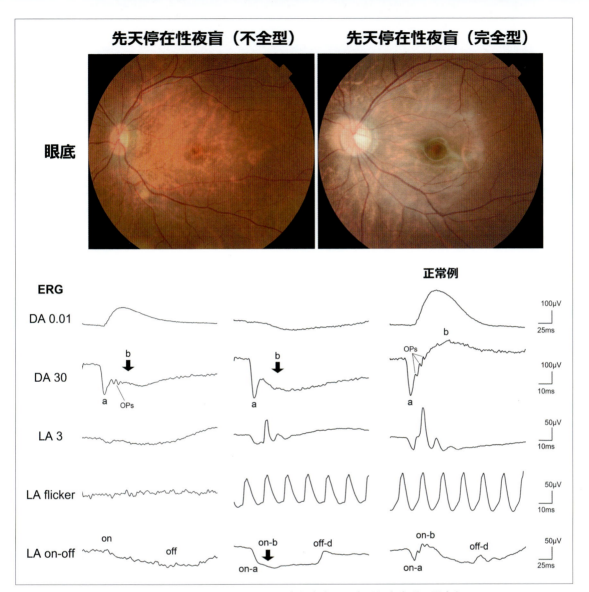

図 2. Schubert-Bornschein 型先天停在性夜盲の不全型と完全型の眼底と ERG
眼底は両者とも正常〜近視性変化のみで網膜変性は認めない．ERG では杆体 ERG(DA 0.01)は不全型では記録されるが，完全型では消失型(non-recordable)である．フラッシュ ERG(杆体-錐体混合反応，DA 30)では，両者ともに b 波の振幅が a 波よりも小さくなり，陰性型(negative)を呈している(黒矢印 b)．律動様小波(oscillatory potentials：OPs)は不全型では残存している．錐体 ERG(LA 3)およびフリッカ ERG(LA flicker)は，不全型で著しく減弱しているが，完全型ではよく記録されている．明順応後の長時間光刺激 ERG(LA on-off)は，不全型では on 応答と off 応答はともに減弱しているが，完全型では on 応答の b 波は減弱しているが(黒矢印 on-b)，on 応答の a 波(on-a)および off 応答の d 波(off-d)は残存している．

臨床面では，SB 型先天停在性夜盲の視力は 0.1 以下〜1.0 程度(平均 0.5)で，眼底所見は正常ないし近視性変化のみである．したがって，弱視治療による視力向上に限界のあるケースでは，ERG を記録して，SB 型先天停在性夜盲，そして前述の先天網膜分離症を鑑別する必要がある．

おわりに

網膜中層の障害を示す先天性網膜疾患について症例を提示して解説した．先天網膜分離症と SB 型先天停在性夜盲は，フラッシュ ERG が陰性型(negative)であることが診断の決め手となる．斜

視や弱視をみた場合には ERG を記録して，これらの疾患を除外する必要がある．近年は，皮膚電極を用いた ERG 記録装置が開発され，小児にも ERG 検査が行えるようになった．皮膚電極 ERG を広角眼底カメラ撮影や OCT とともに活用して，遺伝性網膜ジストロフィを見落とさないようにしたい．

文　献

1) Ding X, Luo Y, Tang S：X-linked retinoschisis. Ryan's Retina(Sadda SR, ed). Seventh edition. Amsterdam：Elsevier, pp. 1031-1036, 2023.
   Summary　先天網膜分離症の概要がまとめられている．
2) 厚生労働省科学研究費補助金難治性疾患政策研究事業網膜脈絡膜・視神経萎縮に関する調査研究班 黄斑ジストロフィの診断ガイドライン作成ワーキンググループ：黄斑ジストロフィの診断ガイドライン．日眼会誌，**123**：424-434，2019.
   Summary　先天網膜分離症の診断ポイントと，本邦からの代表的な報告例がまとめられている．
3) Hirose T, Schepens CL：Congenital retinoschisis. Schepens' retinal detachment and allied diseases (Schepens CL, Hartnett MA, Hirose T, eds). Second sedition. Woburn, MA：Butterworth-Heinemann, pp. 462-475, 2000.
4) Robson AG, Moore AT, Duncan JL：Congenital stationary night blindness. Ryan's Retina(Sadda SR, ed). Seventh edition. Amsterdam：Elsevier, pp. 1005-1010, 2023.
   Summary　先天停在性夜盲の概要がまとめられている．
5) Miyake Y, Yagasaki K, Horiguchi M, et al：Congenital stationary night blindness with negative electroretinogram. A new classification. Arc Ophthalmol, **104**：1013-1030, 1986.
   Summary　Schubert-Bornschein 型先天停在性夜盲の完全型と不全型の特徴をまとめ，異なる疾患であると結論した．
6) Sieving PA, Murayama K, Naarendorp F：Push-pull model of the primate photopic electroretinogram：a role for hyperpolarizing neurons in shaping the *b*-wave. Visual Neuroscience, **11**：519-532, 1994.

Monthly Book OCULISTA
創刊 5 周年記念書籍

好評書籍

すぐに役立つ
眼科日常診療のポイント
―私はこうしている―

■編集 大橋裕一（愛媛大学学長）／村上 晶（順天堂大学眼科教授）／髙橋 浩（日本医科大学眼科教授）

日常診療ですぐに使える！
診療の際にぜひそばに置いておきたい一書です！

眼科疾患の治療に留まらず，基本の検査機器の使い方からよくある疾患，手こずる疾患などを豊富な図写真とともに詳述！患者さんへのインフォームドコンセントの具体例を多数掲載！

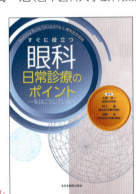

2018 年 10 月発売　オールカラー　B5 判
300 頁　定価10,450 円(本体 9,500 円＋税)
※Monthly Book OCULISTA の定期購読には含まれておりません

Contents

I 外来診療における検査機器の上手な使い方
1. 視力検査（コントラスト，高次収差を含む）
2. 前眼部 OCT
    ①角膜・水晶体
    ②緑内障
3. 角膜形状解析（ケラトメータも含めて）
4. 角膜内皮スペキュラー
5. 後眼部 OCT
    ①眼底疾患
    ②OCT angiography
    ③緑内障
6. ハンフリー視野計とゴールドマン視野計
7. 眼圧計

II よくある異常―眼科外来での鑑別診断のコツ
1. 流涙症
2. 角膜混濁
3. 眼底出血
4. 飛蚊症
5. 硝子体混濁（出血を含む）
6. 視野異常・暗点
7. 眼瞼下垂・瞬目異常
8. 眼位異常
9. 複視
10. 眼球突出

III 日常診療でよく遭遇する眼疾患のマネージメント
1. 結膜炎
2. 老 視
3. 近 視
4. ぶどう膜炎
5. コンタクトレンズ合併症
    ①フルオレセイン染色パターンからの診断
    ②マネージメントの実際
6. 正常眼圧緑内障の診断
7. 糖尿病網膜症
8. 黄斑浮腫
9. 眼瞼・結膜の腫瘤性病変

IV 誰もが手こずる眼疾患の治療
1. MRSA 感染症
2. 強膜炎
3. 落屑症候群
4. 濾過胞機能不全
5. 網膜静脈閉塞症―CRVO/BRVO
6. 中心性漿液性脈絡網膜症（CSC）
7. 特発性脈絡膜新生血管
8. 視神経炎
9. 甲状腺眼症
10. 心因性視覚障害

V 眼科外来で必要なインフォームドコンセント
1. 感染性結膜炎
2. 蛍光眼底撮影―FA, IA, OCT angiography
3. 外来小手術―霰粒腫・麦粒腫切開，翼状片
4. 小児眼科―先天鼻涙管閉塞，弱視治療について
5. 日帰り白内障手術
6. 眼内レンズ選択（度数・多焦点など）
7. 網膜光凝固・YAG レーザー
8. 眼局所注射
9. コンタクトレンズ処方（レンズケアを含む）
10. サプリメント処方

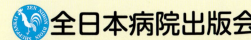

〒113-0033　東京都文京区本郷 3-16-4　Tel:03-5689-5989
www.zenniti.com　　　　　　　　　Fax:03-5689-8030

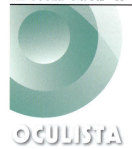

特集/今こそ学ぶべき網膜電図(ERG)

臨床疾患：
全視野 ERG が診断に有用な後天性網膜疾患

原　藍子[*1]　上野真治[*2]

Key Words : ビタミン A 欠乏症(vitamin A deficiency), 癌関連網膜症(cancer associated retinopathy : CAR), 悪性黒色腫関連網膜症(melanoma associated retinopathy : MAR), 非腫瘍関連自己免疫網膜症(nonparaneoplastic AIR)

Abstract : 画像検査の進歩により，多くの網膜疾患が画像で評価するようになっているが，網膜電図(ERG)が診断に必須の後天性の網膜疾患があることも日常診療で念頭に置く必要がある．ビタミン A 欠乏症は杆体系 ERG の障害をきたし，近年透析患者においてビタミン A 欠乏症と同様の ERG 所見を示す夜盲症が複数報告されている．癌関連網膜症や悪性黒色腫関連網膜症などは，自己免疫機序で視細胞や双極細胞の障害をきたすが，生死にかかわることもあり早期の診断が重要である．癌関連網膜症は視細胞障害をきたし OCT にて異常を認めるが，悪性黒色腫関連網膜症は ON 型双極細胞の障害のため OCT で異常は検出できないため ERG が診断に必須となる．それ以外にも，悪性腫瘍がないのに癌関連網膜症と同じように視細胞障害をきたす非腫瘍関連自己免疫網膜症(nonparaneoplastic AIR)や視細胞と双極細胞間のシナプス障害をきたす後天性疾患も知られている．後天性のこれらの疾患は全身の治療を必要とすることが多く，患者が夜盲や羞明を訴えた場合には，ERG を記録することが重要である．

はじめに

画像検査の精度の向上に伴い多くの網膜疾患が画像で評価できるようになってきている一方，画像診断では評価が難しく診断に網膜電図(ERG)が有用，もしくは必須の後天性の網膜疾患の診断は難しい．全視野 ERG が診断に有用な後天性網膜疾患として特徴的なことは，眼そのものの疾患だけでなく，全身疾患がかかわることも多く，問診や既往歴の聴取が診断に重要な疾患が多い．本稿では，まずビタミン A 欠乏症と透析に関連する夜盲について述べる．次に自己抗体などの自己免疫機序により，網膜障害をきたす自己免疫網膜症(autoimmune retinopathy : AIR)について述べる．AIR のなかには，悪性腫瘍患者において腫瘍細胞の浸潤や転移などによらず，遠隔的な自己免疫機序によって視細胞を障害する癌関連網膜症(cancer associated retinopathy : CAR)，悪性黒色腫により，双極細胞に対する自己抗体が発現することで双極細胞障害を生じる悪性黒色腫関連網膜症(melanoma associated retinopathy : MAR)，腫瘍と関連がない AIR は非腫瘍関連自己免疫網膜症(nonparaneoplastic AIR)と呼ばれ，それについて述べる．最後に，MAR と同様に杆体-錐体混合応答で陰性型の波形をきたすが，ON 型双極細胞の機能障害ではなく，不全型の停在性夜盲のような視細胞と双極細胞間(ON, OFF 両方)の障害と考えられる疾患も日本から報告されているので解説させていただく．

[*1] Aiko HARA, 〒036-8562　弘前市在府町 5　弘前大学大学院医学研究科眼科学教室，助教
[*2] Shinji UENO, 同，主任教授

ビタミンA欠乏症

ビタミンAは脂溶性のビタミンで，乳製品，卵，レバーなどの動物性の食品に多く含まれる．また，緑黄色野菜に含まれているβカロテン（カロテノイドの1つ）は，小腸上皮でビタミンAに変換されることからプロビタミンAと呼ばれている．

摂取されたビタミンA（レチノール）は脂質とともに小腸から吸収された後，肝臓へ送られる．肝臓ではパルミチン酸レチノールとして貯蔵され，必要に応じて遊離する．遊離したレチノールは，レチノール結合蛋白質と結合し血液を介して全身に運ばれる．ビタミンAは視機能だけでなく，成長，生殖，上皮細胞の分化・修復，感染予防，核内受容体を介した遺伝子発現調節など幅広い生理機能に関与しているため，ビタミンAが欠乏すると，ビタミンAの関与する後天性代謝異常をきたす[1]．

ビタミンA欠乏は，現在の日本では過度の偏食で発症した症例の報告もあるが，基本的には栄養不良によるものの頻度は低く，Crohn病などの炎症性腸疾患や消化器系の手術後などによる吸収障害，または肝硬変，胆道系の障害などによる貯蔵障害において生じることが報告されている．杆体機能低下に伴う夜盲は，初めに出現する自覚症状である．初期は錐体機能が良好なため，視力や視野障害もなく，一般的な眼科検査では異常を捉えにくい．したがって，問診で夜盲を訴える患者に対して，ビタミンA欠乏症を起こす病歴がないかを聴取しERGを施行することが重要である．ビタミンA欠乏状態が続けば，杆体機能低下のみならず錐体機能障害も伴うとされる．また，角結膜の上皮障害も出現し，Bitot斑を認め，最重症になると角膜軟化症から角膜穿孔に至る．眼底は初期には異常はみられないが，進行すると黄白色の白点が網膜の広範囲に出現する（図1-a）．ERGでは，杆体細胞が機能せず，錐体のみの反応が記録されるため，杆体応答には反応がなく，杆体-錐体

混合応答においてa波の減弱を伴う陰性波のような波形を呈する（図1-b）．錐体機能障害にまで至っている場合は錐体反応の低下もみられる．

＜症例1＞

50歳代，男性．交通事故で近医入院中，以前から認めていた胃・十二指腸潰瘍が穿孔し手術加療．入院中かなり栄養状態が悪かったとのことであった．退院時から夜盲症状に気づき，近医眼科より当科紹介となった．視力右(1.2)，左(1.2)．全身の皮膚の乾燥が目立っていた．両眼底にまだらな白点様所見がみられた（図1-a）．ERGは，杆体応答は消失しており，杆体-錐体混合応答も著しく減弱しているのに対し，錐体系の機能である錐体応答やフリッカ応答は正常であり（図1-b），杆体系の機能の消失が疑われ，病歴からビタミンA欠乏症が疑われた．採血ではビタミンAが39 IU/dl（正常97～316）と低下していた．ビタミンA内服を開始したところ，早期に夜盲が改善し，ERGも回復した（図1-c）．

透析に関連する夜盲

まだ確立された病態ではないが，長期の血液透析により，ビタミンA欠乏症と同様の杆体機能不全を認めることがあり，ビタミンA内服により症状やERGが改善することを経験した[2]．眼底は，ビタミンA欠乏症と同様の白点を認め，ERGも同様に杆体応答には反応がなく，杆体-錐体混合応答においてa波の減弱を伴う陰性波のような波形を呈する（図2-b）．しかし，ビタミンA欠乏症とは異なり，血中のビタミンAは欠乏していないことが多い．

＜症例2＞

70歳代，女性．14年間血液透析しており，夜盲を訴え受診．視力右(0.7)，左(0.7)．血清ビタミンA濃度は232 IU/dlで正常だったが，両眼底に白点を認め，ERGも杆体応答は消失，杆体-錐体混合応答はa波の減弱を伴う陰性波を示し，杆体機能不全が示唆された（図2）．ビタミンAの内服を開始すると，ERGは改善傾向を示し，夜盲症状

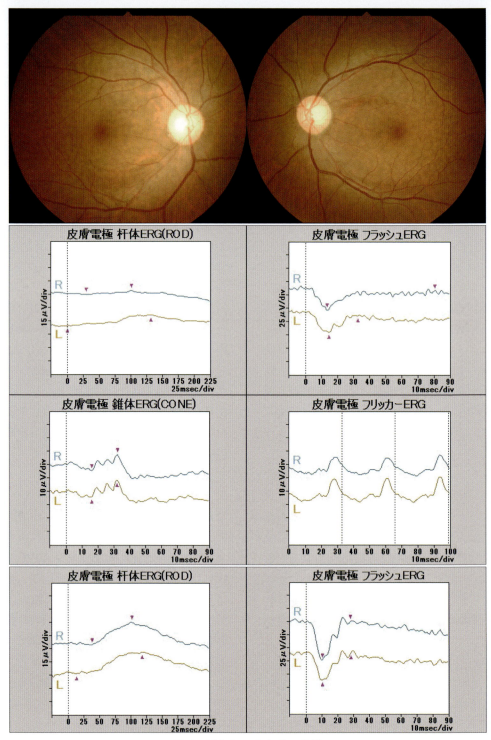

図 1. ビタミン A 欠乏の症例
a：両眼底にはびまん性の白点がみられた.
b：ERG では，杆体応答において右眼は消失，左眼は著しく減弱している．杆体-錐体混合応答は a 波が著しく減弱している．それに対して錐体応答やフリッカ応答はほぼ正常
c：ビタミン A 投与後には杆体応答は改善し，杆体-錐体混合応答の a 波は明らかに増大した．

図 2.
透析関連夜盲の症例
　a：眼底に白点がみられる．白枠の部位の拡大図を右下に示す．白点があることがわかる(矢頭)．
　b：ビタミン A 内服前の ERG は，杆体応答は消失し，杆体-錐体混合応答も著しく減弱し，ビタミン A 欠乏症と類似した波形を示している．ビタミン A の補充開始によって ERG は徐々に改善傾向を示し(矢印，矢頭)，本人の自覚症状も改善した．

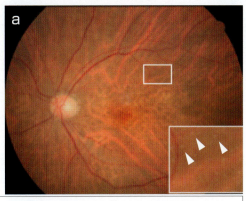

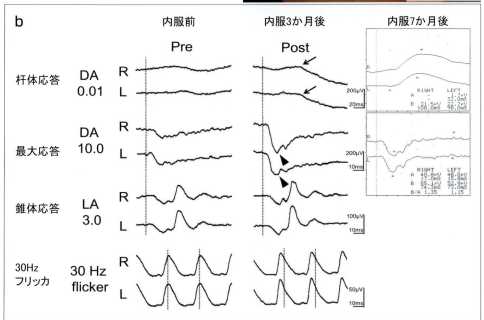

も改善した(図 2-b)．ただし，ビタミン A は脂溶性ビタミンのため，透析で除去されることはないため，定期的な血中ビタミン A の測定を行い，ビタミン A 過剰にならないようにモニタリングを要する．

癌関連網膜症
(cancer associated retinopathy：CAR)

CAR は，悪性腫瘍が原因で視細胞に対する自己抗体が発現し，視細胞の細胞死を生じる疾患である．原因となる疾患で最も多いのは肺小細胞癌で，他に乳癌，婦人科系悪性腫瘍，消化器癌などの上皮由来の悪性腫瘍が挙げられる[3]．CAR を生じる自己抗体として有名なのが抗リカバリン抗体である．血清中の抗リカバリン抗体の有無は，保険収載されてはいないが業者に委託して検査することができる．リカバリンは視細胞内に存在し，視物質であるロドプシンのリン酸化を制御しており，網膜におけるレチノサイクルの一部を担っている．他にも多くの抗網膜抗体の報告があるが，網膜障害がない症例でもこれらの抗体が検出されるなど，検出された抗体が本当に網膜障害を起こすことを確認するのが難しく，真の抗網膜抗体を見つけるには課題が多いとされている[4]．臨床所見とともに自己抗体の存在がわかれば診断の強い根拠になりうるが，CAR が非常に疑わしい症例でも自己抗体を同定できないことも多いため，我々は自己抗体の存在はあくまで診断の補助的なものであると考えている．

症状は，比較的急速に進行する夜盲と，求心性視野狭窄，または羞明も多いとされており，自己抗体によるので基本的には両眼に発症する．すで

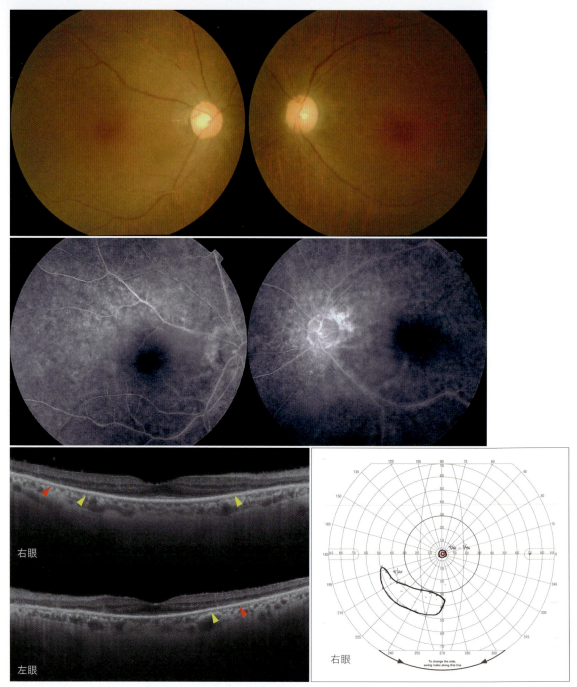

図 3. CAR の症例（小細胞癌を含む膀胱癌の治療中）（a～d）
a：両眼底は動脈の白鞘化も伴った網膜血管炎のような眼底を示している．
b：FA では網膜血管からの蛍光漏出を認める．
c：OCT で両眼とも中心窩付近まで網膜外層の消失を認める．赤矢頭は，外顆粒層と視細胞層ともに消失している．黄矢頭は，外顆粒層の菲薄化と視細胞層の消失を認める．
d：動的視野検査では著しい視野狭窄を認める．右眼を示すが，左眼も同様であった．

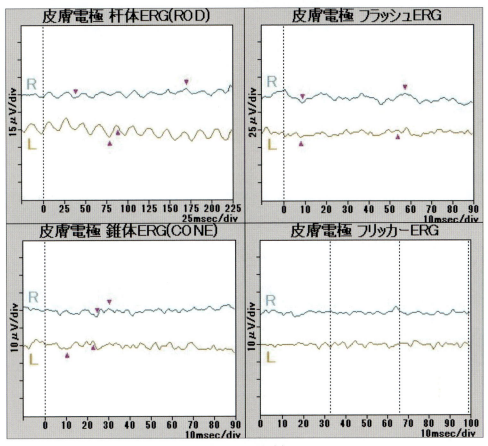

図 3. つづき(e)
e：ERG では消失型であった．

に癌の診断がされている症例もあるが，眼症状が先行して，全身検索のうえで癌が後に診断される症例もあるため，CAR が疑わしい症例で癌の診断をされていない症例は，全身検索を要する．

初期は視力低下を認めないことが多いが，進行して中心まで障害されると著しい視力低下や視野欠損を引き起こし，失明に近い状態に至る場合もある．また，初期は眼底所見に大きな異常を認めないことが多く診断は難しいが，ERG では診断が可能である．CAR は視細胞に対する障害のため，ERG は振幅が著しく減弱する．OCT では，視細胞の変性によって視細胞層と外顆粒層が消失する．近年は広角の OCT もあるため，まだ後極に変化が及んでいない症例も OCT と ERG とで診断が可能である．視力予後として，癌の治療に伴って症状や所見が落ち着くこともあるが，全く反応せず視力不良のままの転帰をとる症例もある．生命予後が悪い症例も少なくない．

<症例 3>

70 歳代，男性．2～3 か月前からの夜盲と比較的急速に進行する視野狭窄を訴え，近医眼科より当科紹介初診された．膀胱癌（病理では尿路上皮癌，肉腫，小細胞癌が含まれていた）の診断を受けており，化学療法中であった．

視力右(0.5)，左(0.4)．両眼底は閉塞性網膜血管炎様で，蛍光眼底造影(FA)では，網膜血管からの蛍光漏出を認めた（図 3-a，b）．OCT では，中心窩付近まで網膜外層の消失を認め，動的視野検査では高度の視野狭窄を認めた（図 3-c, d）．ERG は消失型を示し，視細胞の障害が示唆された（図 3-e）．抗リカバリン抗体は陰性であった．本症例は，網膜血管炎のような眼底を示しているが，CAR ではしばしばみられる．網膜血管からの抗網膜抗体の漏出が，視細胞障害を急速に引き起こしていたと考えられる．

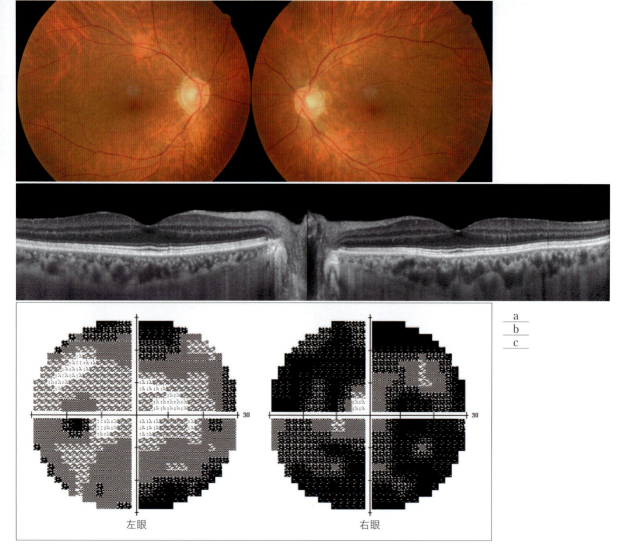

図 4. MAR の症例(口腔内悪性黒色腫の治療中)(a〜c)
a：眼底に明らかな異常はみられない.
b：OCT にても明らかな異常はみられない.
c：初診時の Humphrey 視野計30-2のグレースケールでは両眼とも非特異的な視野異常を示している.

(文献 6 より改変)

悪性黒色腫関連網膜症
(melanoma associated retinopathy：MAR)

悪性黒色腫に付随して後天性に ON 型双極細胞の機能障害を生じる疾患である.悪性黒色腫は欧米に比べ日本では頻度が低く,MAR 自体が非常に稀な疾患であることから,日本での報告は限られる.一方で,悪性黒色腫以外の肺の小細胞癌や卵巣癌などでも ON 型双極細胞の機能障害を起こすことが報告されている[5].近頃,MAR の抗原が,transient receptor potential melastatin 1 (TRPM1)という陽イオンチャネルであることが証明され病態の解明が進んできた.TRPM1 は当初悪性黒色腫に発現するタンパクとして報告されたが,その後この TRPM1 が網膜の ON 型双極細胞の陽イオンチャネルそのものであることが報告された.

症状は,両眼の夜盲,光視症,霧視が挙げられる.MAR で障害される ON 型双極細胞は内顆粒層にあたり,OCT で内顆粒層の変化を捉えるのは

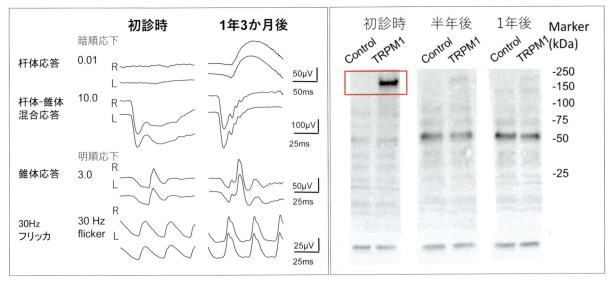

図 4. つづき (d, e)

d：ERG は初診時, 杆体-錐体混合応答が両眼とも陰性型となっている. 1 年 3 か月後, 自覚症状も改善し ERG もほぼ正常に回復した.
e：患者の血清から抗 TRPM1 抗体の存在をウエスタンブロット法で確認し, 初診時は陽性(赤枠)であった. Control は TRPM1 タンパクが入っていないためバンドは出ないが, TRPM1 タンパクが入ったバンドでは血清中の IgG が反応してバンドが検出される. 抗 TRPM1 抗体の減少に伴い次第にバンドは薄くなり, 1 年後にはほぼ消失した.

(文献 6 より改変)

困難なことから, OCT では診断をつけることができない. したがって, MAR は診断が非常に難しく, ERG によって診断が行われる. 通常の杆体-錐体混合応答を記録すると, a 波は主に視細胞の電位のため正常, b 波は主に ON 型双極細胞由来のため b 波が減弱し, 振幅が a 波＞b 波となる陰性型 ERG を示す. ただし, 陰性型 ERG を示す疾患は MAR 以外にも多く存在するため, 国際臨床視覚電気生理学会(ISCEV)のプロトコールの ERG では, 杆体応答の消失, 錐体応答において a 波が square a-wave と呼ばれる幅広の a 波となる ON 型双極細胞障害で生じる特徴を呈する. また通常の錐体応答に加えて, 矩形波刺激により ON 応答と OFF 応答の分離記録ができれば, 光刺激 ON のときにみられる陽性波(b 波)がみられないことによっても, ON 型双極細胞の障害を見分けることができる. MAR は ON 型の双極細胞のみの障害のため, 錐体からの情報は OFF 型双極細胞によって情報伝達されることから, 視力は比較的良く, 症例によっては癌の治療の経過とともに症状が改善することもある.

＜症例 4＞

60 歳代, 男性. 両眼の急激な霧視と夜盲を訴え受診した. 1 年前に口腔内悪性黒色腫の診断をされ, 治療中であった. 視力右(1.0), 左(0.8). 眼底に検眼的異常は認めず, OCT も明らかな異常を認めなかった(図 4-a, b)が, 静的視野検査では両眼とも非特異的な視野異常(図 4-c)を示した. ERG は先述した ON 型双極細胞障害を示す波形であった(図 4-d). 血清中の抗 TRPM1 抗体が陽性であった(図 4-e). 癌の再発に伴い全身加療を行い, 1 年 3 か月後に自覚症状の改善がみられ, ERG もほぼ正常に回復した. 1 年ほどで抗 TRPM1 抗体もほぼ消失した. 本症例は, 診断時に抗 TRPM1 抗体が陽性だったが, 経過とともに自己抗体が血清中から消失するのがわかる.

非腫瘍関連自己免疫網膜症
(nonparaneoplastic AIR)

進行性で両眼性に視細胞の変性が生じ, CAR を疑っても原因となる腫瘍が存在しない場合, nonparaneoplastic AIR と診断される. AIR は抗網膜

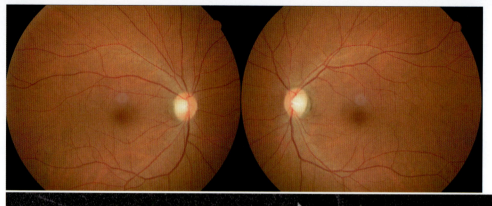
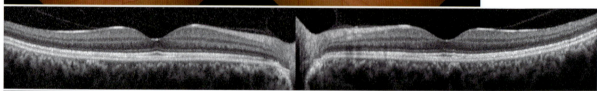
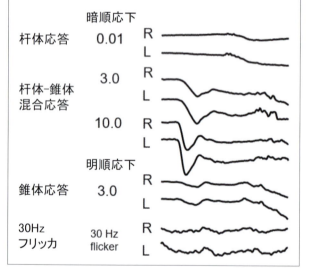

図 5.
急性に視細胞と双極細胞間(ON, OFF 両方)の障害を
きたす網膜症の症例
　a：眼底に明らかな異常はみられない.
　b：OCT に明らかな異常はみられない.
　c：ERG では, 不全型の停在性夜盲に似た波形を
　　 呈している. 杆体応答の著しい減弱, 杆体-錐体
　　 混合応答は陰性型を示した. 錐体応答, フリッカ
　　 応答も著しく減弱していた.

抗体によって生じるとされ, CAR 同様リカバリンやエノラーゼなどに対する自己抗体の報告がある. 基本的には抗網膜抗体の存在を確認することにより AIR と診断されるが, CAR の項でも述べたが, 自己抗体を同定できることは多くない.

症状は急性・亜急性の羞明, 夜盲, 視野障害をきたし, 時には中心視野の障害を伴う. 眼底は比較的正常であるが, 網膜色素上皮の萎縮や沈着がみられることもある. ぶどう膜炎と異なり眼内炎は少ない. FA では血管からの漏出がみられることもある. ERG が診断に有用で振幅の減弱がみられる. しかし, nonparaneoplastic AIR の眼所見に関しては, 様々な報告が混在しており, 確定診断法は確立されていない.

急性に視細胞と双極細胞間(ON, OFF 両方)の障害をきたす網膜症

近年, 本邦から不全型の停在性夜盲と似た病態と考えられる急性の後天性の網膜障害が複数報告された[7)8)]. 本疾患の病因は不明であるが, 全身の癌との関連はないため CAR とは異なると考えられている. 症状は, 片眼性と両眼性の場合があり, 主訴は羞明のことが多い. 特に片眼性の場合は, 左右差を訴えることが多い. 中には羞明と夜盲の両方を訴える患者もいる. これは, ERG で錐体応答が著しく減弱するために羞明を訴え, 症例によっては杆体応答も減弱することから説明できる. 視力や視野は比較的良好で, 眼底写真で異常

はない．片眼性の症例では OCT によって患眼の
網膜の中層（内顆粒層）がわずかに菲薄しているこ
とがある．ただ，画像からの診断は困難でこの疾
患も ERG が診断に必須となる．杆体-錐体混合応
答は，視細胞と双極細胞間のシナプス，もしくは
網膜中層の障害と考えられるため，b 波が減弱し，
陰性型 ERG を示す．ISCEV のプロトコールの
ERG では，杆体応答の減弱，錐体応答とフリッカ
応答は著明な振幅低下を示し，不全型停在性夜盲
と類似した波形となる．この疾患概念も報告され
てから間もないためまだ不明な点が多いが，今後
の病態解明が待たれる．

＜症例 5＞

40 歳代，女性．両眼の急激な羞明と軽度の夜盲
を訴え眼科受診した．視力右(1.2)，左(1.2)．眼
底は検鏡的にも問題はなく，OCT も異常がみられ
なかった（図 5-a, b）．視野検査も正常であった．
ERG では，杆体応答が著しく減弱しており，杆
体-錐体混合応答では陰性型であった．また，錐体
応答，フリッカ応答も著しく減弱していた（図 5-
c）．全身の癌を含めたスクリーニングを行った
が，特に全身の異常はなかった．数年経過観察さ
れたが，症状や所見に変化はみられていない．本
症例は，錐体系の応答が著しく減弱するために羞
明を訴えるが，杆体応答も減弱しており，夜盲も
呈すると考えられた．

おわりに

本稿で述べたように，患者が夜盲や羞明を訴え
た場合，画像所見からは診断が困難で，ERG がな
いと診断できない後天性の網膜疾患の存在を鑑別
に入れておくことは大切である．本稿で述べた疾
患のほかに，後天性網膜疾患で ERG が診断に有
用なものとして，薬剤性の網膜障害の一部も挙げ
られる．抗てんかん薬のビガバトリン（サブリ
ル®）や，心疾患で使用されるジギタリスでも網膜

障害が生じ，ERG でも異常を示すことが報告され
ている．冒頭に述べたように，全視野 ERG が診
断に有用な後天性疾患は，全身的な要素が含まれ
ることが多く，また，悪性腫瘍が関連する場合は
生命予後を左右することもあるため，詳細な問診
で疾患を疑い，ERG の施行を考慮することが重要
である．

文 献

1) 林 孝彦：3. 代謝異常 ビタミン A 欠乏症．臨
眼，**61**：65-69, 2007.
   Summary ビタミン A 欠乏症に関する病態がわ
かりやすく書かれている．
2) Ueno S, Okado S：Acquired night blindness due
to rod dysfunction after long-term hemodialysis.
Jpn J Ophthalmol, **66**(1)：1-7, 2022.
3) Adamus G：Autoantibody targets and their can-
cer relationship in the pathogenicity of paraneo-
plastic retinopathy. Autoimmun Rev, **8**：410-
414, 2009.
   Summary CAR や MAR について詳しく書かれ
ている review 文献．
4) Chen JJ, McKeon A, Greenwood TM, et al：
Clinical Utility of Antiretinal Antibody Testing.
JAMA Ophthalmol, **139**(6)：658-662, 2021.
5) Ueno S, Nakanishi A, Nishi K, et al：Case of para-
neoplastic retinopathy with retinal ON-bipolar
cell dysfunction and subsequent resolution of
ERGs. Doc Ophthalmol, **30**(1)：71-76, 2015.
6) Ueno S, Inooka D, Nakanishi A, et al：Clinical
course of paraneoplastic retinopathy with anti-
trpm1 autoantibody in Japanese cohort. Retina,
39(12)：2410-2418, 2019.
7) Hirakata T, Fujinami K, Saito W, et al：Acute
unilateral inner retinal dysfunction with photo-
phobia：importance of electrodiagnosis. Jpn J
Ophthalmol, **65**：42-53, 2021.
8) Ueno S, Inooka D, Meinert M, et al：Three cases
of acute-onset bilateral photophobia. Jpn J Oph-
thalmol, **63**：172-180, 2019.

特集／今こそ学ぶべき網膜電図（ERG）

臨床疾患：局所・多局所 ERG が診断に有用な疾患

小南太郎*

Key Words： 多局所 ERG（multifocal electroretinogram：mfERG），黄斑局所 ERG（focal macular electroretinogram），オカルト黄斑ジストロフィ（occult macular dystrophy：OMD），急性帯状潜在性網膜外層症（acute zonal occult outer retinopathy：AZOOR），多発消失性白点症候群（multiple evanescent white dot syndrome：MEWDS）

Abstract：本稿では，オカルト黄斑ジストロフィ（OMD），急性帯状潜在性網膜外層症（AZOOR）および多発消失性白点症候群（MEWDS）と，それらの診断に有用な局所・多局所 ERG について概説する．OMD は，眼底所見や蛍光眼底造影が正常であるため，局所・多局所 ERG で黄斑機能の低下を示すことが診断に重要である．AZOOR や MEWDS は，OCT で視野欠損部位に一致する網膜外層の異常が確認できる場合が多いが，これらに一致した網膜機能の低下を局所・多局所 ERG により示すことが診断に重要である．これらの疾患において局所・多局所 ERG は，他の検査で捉えきれない網膜機能の局所的な異常を検出することができる．診断精度を高めるために，局所・多局所 ERG が果たしている役割は大きい．

はじめに

検査機器の飛躍的な進歩により，多くの眼疾患の診断は大学病院などの専門機関でなくとも高精度に行うことが可能になった．とりわけ OCT の登場は，前眼部から網膜疾患まで形態異常を明確に示すことにより臨床での診断に重要な役割を果たしている．

その一方で稀少眼疾患の診断は，典型的な網膜色素変性などのように非常に特徴的な眼所見を示す場合を除いて，時に困難である．明確な検眼鏡的異常や OCT での形態異常を示す場合には，前述のように診断精度が上がってきているが，形態は正常に見えるのに機能異常を呈するような疾患は網膜電図（electroretinogram：ERG），特に局所的な反応を検出できる黄斑局所 ERG や多局所

ERG が診断に必要な場合があり，より高度な医療機関での精査が検討される．

本稿では，オカルト黄斑ジストロフィ（occult macular dystrophy：OMD），急性帯状潜在性網膜外層症（acute zonal occult outer retinopathy：AZOOR）および多発消失性白点症候群（multiple evanescent white dot syndrome：MEWDS）などの（多）局所 ERG が診断に有用な疾患について概説する．

多局所網膜電図
（multifocal electroretinogram：mfERG）

はじめに ERG の局所反応について概説する．ERG は日常で頻用する検査ではないが，眼底観察が困難な疾患，例えば成熟白内障や，硝子体出血症例における術前の網膜機能評価のため，あるいは網膜色素変性に代表される遺伝性網膜ジストロフィなどの確定診断のために行われることがある．ただ，これらのほとんどは全視野 ERG であ

---

* Taro KOMINAMI，〒466-8550　名古屋市昭和区鶴舞町 65　名古屋大学大学院医学系研究科眼科学・感覚器障害制御教室，講師

り，網膜全体の視機能を評価するための検査ツールである．OMD など黄斑に限って網膜が障害されるような疾患では，全視野 ERG のみ検査を行っても明確な異常を検出することができず診断が困難となる．このような場合において非常に有用な検査ツールが局所的な網膜反応を確認できる多局所 ERG[1)2)] あるいは黄斑局所 ERG[3)] である．黄斑局所 ERG は非常に有用な検査機器であるが市販されていた ER-80® は現在販売が終了している．一方で多局所 ERG は市販されており，筆者の施設では LE-4100®（TOMEY）を用いている．黄斑局所 ERG が 5°，10°，15° のスポットで網膜機能を評価するのに対して，多局所 ERG は被検者の視野の中心に 103 個（変更可能）の六角形の刺激エレメントの集まりである刺激図形を呈示し，これらのエレメントに対する ERG が記録されるため，黄斑局所 ERG と比較して，より細かく区分けされた部位の局所反応を確認することが可能である．一般には ERG というと網膜全体の評価を指すことが多いかと思われるが，これらの手法により局所的な網膜反応も見ることが可能となり，黄斑のみなど局所的な網膜機能低下を示す疾患の診断において重要な役割を果たしている．

オカルト黄斑ジストロフィ
（occult macular dystrophy：OMD）

眼底検査などでは異常が認められず，一見すると視力低下の原因が不明な場合でも，局所 ERG で黄斑機能低下を示すことが診断上重要な黄斑ジストロフィが，オカルト黄斑ジストロフィ（occult macular dystrophy：OMD）である[4)5)]．精度が上がった OCT では網膜外層の異常を検出できる場合があるが，多局所 ERG や局所 ERG において黄斑の機能低下を示すことが OMD の診断において重要な役割を果たす．典型的には常染色体顕性（優性）遺伝を示し，病因遺伝子として *RP1L1* が同定されている症例は三宅病（Miyake's disease）とも呼ばれるが，実臨床では遺伝学的病態の関与が不明瞭な症例を含めて OMD と診断される傾向にある．

受診年齢は学童期から 70 代などまで幅広いが，10〜40 歳の間に初めて眼科を受診する症例が多いとされている．自覚症状に乏しくても，親が OMD と診断されたなどの家族歴があって若年で受診するような症例もある一方で，学童期の症例は原因不明として見逃している可能性もあるため注意が必要である．

OMD の主な症状は，黄斑機能の低下による両眼性の視力低下である．OMD は重篤な視力障害を引き起こすことは少なく，最終的に両眼の視力が 0.1 以下になることは比較的稀であるとされている．黄斑機能低下に随伴して羞明・色覚異常・中心視野異常を訴える症例もみられる．

OMD は眼底検査やフルオレセイン蛍光眼底造影検査で明らかな異常所見を呈さないため，心因性視力障害と診断される場合も少なからずあったと考えられる．OMD では（一部の症例で錐体応答が軽度低下する場合もあるものの）全視野 ERG では異常がないが，多局所 ERG や黄斑局所 ERG で黄斑機能低下を示すことが診断に非常に有用である．SD-OCT の登場などにより高精度に解析が可能となった OCT では，特に中心窩付近の黄斑部の視細胞層における ellipsoid zone の不明瞭化や interdigitation zone の断裂・消失などが検出される場合もある．診断ガイドライン[4)] では診断の要件として

① 眼底写真で，黄斑部に視力低下を説明できる検眼鏡的な異常がない．

② フルオレセイン蛍光眼底造影あるいは眼底自発蛍光において，黄斑部に視力低下を説明できる異常がない．

③ 錐体と杆体を分離した全視野 ERG は正常（ただし，錐体応答の軽度低下はありうる）．多局所 ERG で黄斑部の反応が減弱，または黄斑部局所 ERG の反応が減弱．

④ OCT において，ellipsoid zone の不明瞭化，interdigitation zone の消失がみられる．進行すると ellipsoid zone の断裂，消失がみられ，外顆粒層が菲薄化する．黄斑部以外の視細胞層や，網膜色

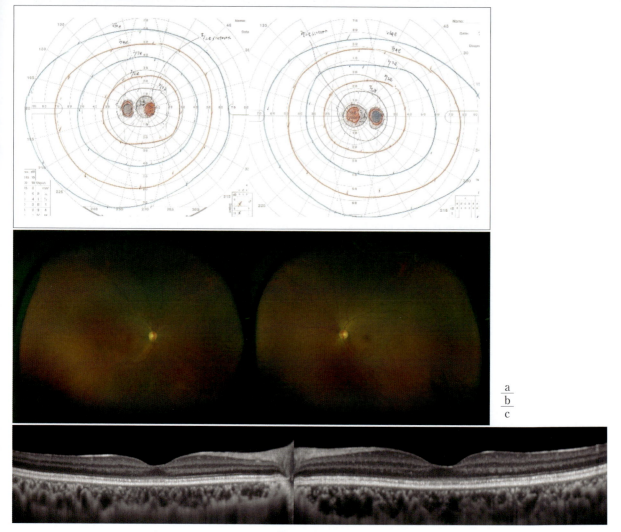

図 1. 症例 1
a：ゴールドマン視野（左眼視野，右眼視野）
b：広角眼底写真（右眼底，左眼底）
c：OCT 水平断（右眼，左眼）

素上皮層は正常に保たれる.
の4項目を定めており，①，③を必須項目，④は参考所見としている.

現時点では明確な治療法はなく経過観察方針となる. 前述のように視力が0.1以下になる場合は稀だが，症状や視覚障害に応じてロービジョンケアなどを検討していくことになる.

＜症例 1＞
38歳，女性
主 訴：まぶしさ，ぼやけ
現病歴：2年ほど前からのまぶしさ，ぼやけを訴えて近医受診. 検眼鏡的異常所見は検出されず精査目的に紹介
既往歴：なし
家族歴：父親が40歳くらいで矯正しても視力が出なくなった.
視 力：
RV＝0.4(nc)
LV＝0.4(0.5×S－0.50 D)
視野検査（ゴールドマン視野）：両眼ともに中心視野障害あり（図1-a）.
眼所見：眼底に明らかな異常所見はないが（図1-b），OCTではellipsoid zoneの不明瞭化（図1-c）が確認される. 国際臨床視覚電気生理学会

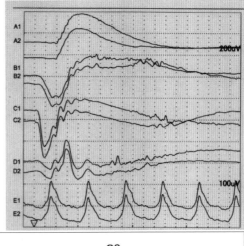

図 1.
つづき
d：全視野 ERG. A1 杆体反応(右眼), A2 杆体反応(左眼)/B1・C1 フラッシュ ERG (右眼), B2・C2 フラッシュ ERG(左眼)/D1 錐体反応(右眼), D2 錐体反応(左眼)/E1 フリッカ ERG(右眼), E2 フリッカ ERG(左眼)
e：多局所 ERG

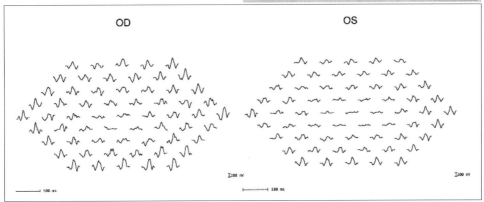

(ISCEV) protocol に準じた全視野 ERG では杆体・錐体ともに明らかな異常はない(図 1-d)が，多局所 ERG で中心付近の反応減弱を認め(図 1-e)，臨床的に OMD と診断した．遺伝子検査の結果，*RP1L1* 遺伝子(R45W)の変異を認め，遺伝学的にも OMD と診断に至った．

急性帯状潜在性網膜外層症(acute zonal occult outer retinopathy：AZOOR)

急性帯状潜在性網膜外層症(acute zonal occult outer retinopathy：AZOOR)は，主に若年の女性に発症し，典型的には光視症を伴った急激な視力低下や視野欠損で発症する疾患である[6]．網膜外層障害が生じるが，眼底写真や蛍光眼底造影はほぼ正常な所見を呈する．そのため，視神経疾患や頭蓋内疾患との鑑別を要し，ERG の異常有無の確認が診断に有用である．患者背景，症状，検査所見が類似したいくつかの疾患(多発消失性白点症候群，acute macular neuroretinopathy，点状脈絡膜内層症など)は同じスペクトラムにある類縁疾患と考え，大きな疾患概念として，まとめて AZOOR-complex と呼ぶことがある．

AZOOR は若年女性に好発すること，近視眼に多いことが知られている．いつ生じたのかはっきり覚えているほどのこともある．急激に発症する視野欠損・視力低下が主な症状である．光視症を訴えることも多い．視力は，正常から光覚弁程度の重度の視力低下までと様々だが，視野欠損はほぼ全例にみられる重要な所見である．視野欠損のパターンも輪状暗点や周辺視野欠損などを生じることもあり様々だが，マリオット盲点拡大が最も多い視野欠損パターンである．眼底所見としては発症初期では正常あるいは軽微な変化にとどまる．ずっと正常である症例が多い一方で，経過とともに徐々に網脈絡膜萎縮を示す症例の報告もある．フルオレセイン蛍光眼底造影検査でも異常所見がないことが多いが，インドシアニングリーン蛍光眼底造影では視野欠損とは必ずしも一致しないが，局所的な低蛍光や過蛍光領域がみられることがある．眼底自発蛍光では正常を呈するものか

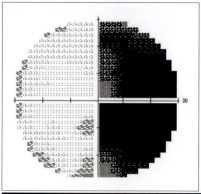
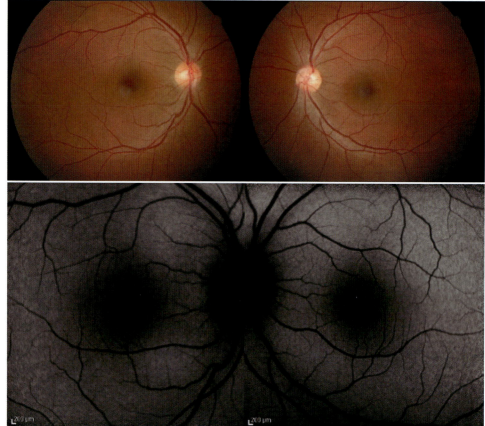

図 2. 症例 2
a：初診時ハンフリ視野　Gray scale（右眼）
b：眼底カラー写真（右眼，左眼）
c：眼底自発蛍光写真（右眼，左眼）

ら局所的な過蛍光・低蛍光を示すものまで様々だが，近赤外光による共焦点 SLO(scanning laser ophthalmoscopic)画像で異常低吸収域が確認されることもある[7]．OCT は視野の欠損部位に一致した ellipsoid zone の欠損または不明瞭化・interdigitation zone の消失を呈する．OCT とともに診断に非常に重要な役割を果たしているのが局所 ERG である．全視野 ERG における錐体反応の減弱や，多局所 ERG での視野欠損部位に一致した反応減弱があれば網膜機能の低下を示し，OCT とともに診断項目になっている．ガイドライン[6]では主要項目として

①急激に発症する視野欠損あるいは視力低下．片眼性が多いが，両眼性もありうる．

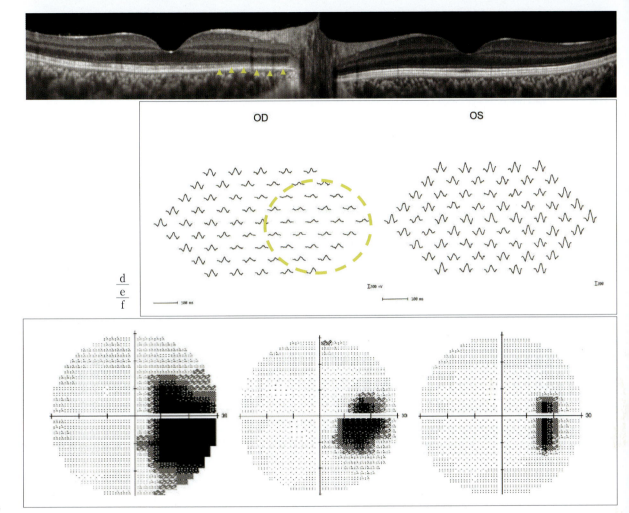

図 2. つづき
d：OCT 水平断（右眼，左眼）
e：多局所 ERG
f：ハンフリ視野　Gray scale（右眼 発症1か月，発症4か月，発症6か月）

②眼底検査およびフルオレセイン蛍光眼底造影検査（fluorescein angiography：FA）では，視野欠損を説明できる明らかな異常が認められない．ただし，軽度の異常（網脈絡膜の色調異常や軽い乳頭発赤など）はありうる．

③OCT にて，視野欠損部位に一致して網膜外層の構造異常（ellipsoid zone の欠損あるいは不鮮明化と interdigitation zone の消失）がみられる．ただし AZOOR の軽症例や回復期では，interdigitation zone のみ異常になることもある．

④全視野 ERG において振幅低下，あるいは多局所 ERG において視野欠損部位に一致した振幅低下がみられる．

⑤先天性/遺伝性網膜疾患，網膜血管性疾患やその他の網膜疾患，癌関連網膜症/自己免疫網膜症，ぶどう膜炎，外傷性網脈絡膜疾患，視神経疾患/中枢性疾患が除外できる．

の5項目を定めており，これらを満たすものを確定例としている（ただし③と④はどちらかを満たせばよい）．また，参考所見として以下の4つの副次項目を定めている．

①発症前に風邪様の症状を伴う．

②発症時あるいは経過中に光視症（光がチカチカ見える）を訴える．

③硝子体に軽度の炎症所見（細胞浮遊）がみられる．

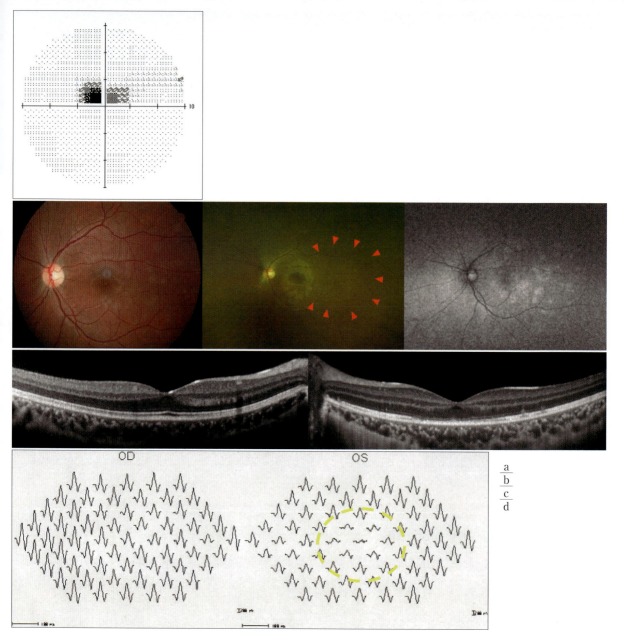

図 3. 症例 3
a：初診時ハンフリ視野　Gray scale（左眼）
b：初診時の眼底カラー写真，広角眼底写真，眼底自発蛍光（左眼）
c：OCT 水平断（右眼，左眼）
d：多局所 ERG

④青色光あるいは近赤外光による眼底自発蛍光にて，障害部位と健常部位の境界が分かる．
治療については矯正視力が 0.3 未満になるような重症例では副腎皮質ステロイドの点滴あるいは内服が用いられることがあるが，その効果については結論が出ていない．筆者の経験では自然経過により部分的にでも改善される場合が多い．

＜症例 2＞
30 歳，女性
主　訴：右眼の視野欠損
現病歴：数日前からの右眼の視野異常，光視症を訴え近医受診．精査目的に紹介となった．

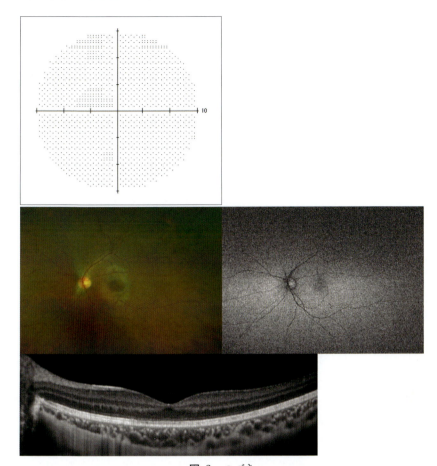

e
f
　　e：初診後 2 か月時ハンフリ視野　Gray scale（左眼）
　　f：初診後 2 か月時の広角眼底写真，眼底自発蛍光，OCT 水平断（左眼）

図 3．つづき

既往歴：統合失調症
家族歴：なし
視　力：
RV＝1.5(nc)
LV＝1.2(1.5×S＋0.75 C－0.50 D Ax20°)
初診時視野検査（ハンフリ視野）：右眼の視野障害を認めた（図 2-a）．
眼所見：眼底，眼底自発蛍光写真には明らかな異常所見はないが（図 2-b，c），OCT での右眼黄斑の鼻側で ellipsoid zone の不明瞭化・interdigitation zone の消失（図 2-d 矢頭），および多局所 ERG で視野や OCT での外層異常部位に一致した反応低下（図 2-e）を確認し，AZOOR と診断した．その後は経過観察により視野障害は改善傾向を示した（図 2-f）．

多発消失性白点症候群（multiple evanescent white dot syndrome：MEWDS）

　多発消失性白点症候群（multiple evanescent white dot syndrome：MEWDS）は，一過性の視力低下と視野欠損を特徴とする AZOOR complex の 1 つにも数えられる疾患である．AZOOR と同様に患者は若い女性のことが多いが，眼底所見として黄斑から赤道部にかけて複数の淡い，境界がやや不明瞭な白斑を呈するのが特徴である．これらの白斑は病名の通り消失性であり，通常数週間で消失する．眼底自発蛍光では急性期に後極を中心に複数の低蛍光斑が，眼底の白斑に相当する過蛍光がみられるが，これらも経過とともに消失傾向がある．OCT での外層障害の検出や多局所 ERG での反応減弱も AZOOR 同様に診断に有用

である．明確な治療法はないが，ほとんどの場合
で自然軽快する．

＜症例3＞

14歳，女性

主　訴：左視力低下

現病歴：健診にて左視力低下の指摘があり前医受
診．黄斑局所 ERG にて振幅低下があり，黄斑ジ
ストロフィ疑いにて紹介

既往歴：なし

家族歴：なし

視　力：

RV＝(1.2×S−1.75 D C−0.75 D Ax 90°)

LV＝(0.3×S−2.00 D C−0.75 D Ax 80°)

視野検査(ハンフリ視野)：左眼に中心視野障害あ
り(図3-a)．

眼所見：眼底には左眼)耳側網膜に境界やや不明
瞭な白斑と，眼底自発蛍光でも斑状の高輝度領域
が散在していた(図3-b)．OCT では左眼)中心窩
周囲に ellipsoid zone, interdigitation zone の消失
(図3-c)があり，また多局所 ERG で左眼)中心窩
付近の反応減弱を認めた(図3-d)ことから
MEWDS と診断した．初診後2か月で矯正視力は
0.8にまで回復し，初診時にみられた左眼)中心視
野障害も消失した(図3-e)．初診後2か月の時点
の OCT では中心窩付近の ellipsoid zone の不明瞭
はやや残っていたが初診時より構造は明瞭化し，
眼底の白斑や眼底自発蛍光の斑状の高輝度領域は
消失した(図3-f)．初診後3か月で矯正視力は1.0
まで回復し，その後は再発なく経過した．

まとめ

オカルト黄斑ジストロフィ(OMD)，急性帯状
潜在性網膜外層症(AZOOR)および多発消失性白
点症候群(MEWDS)と局所・多局所 ERG が診断
に重要な役割を果たす疾患について概説した．
OCT の進歩により網膜の構造異常を従来よりも
高精度に検出できるようになり，検眼鏡的に全く
異常のない OMD でも OCT にて構造異常を検出

できるようになってきている．しかしながら網膜
機能を客観的に評価することも診断に重要で，そ
の点で ERG は有用な検査であり，特に本稿でも
触れた局所・多局所 ERG はその名の通り網膜の
局所的な異常を検出することもできるため，詳細
な診断のために欠かすことのできない役割を果た
している．本稿が読者の方々の OMD, AZOOR な
どの診断や局所・多局所 ERG 使用のための一助
となれば幸いである．

文　献

1) Sutter EE, Tran D：The field topography of ERG components in man—I. The photopic luminance response. Vision Res, **32**(3)：433-446, 1992.

2) Kondo M, Miyake Y, Horiguchi M, et al：Clinical evaluation of multifocal electroretinogram Invest Ophthalmol Vis Sci, **36**(10)：2146-2150, 1995.

3) 三宅養三：黄斑部疾患の基礎と臨床—黄斑部局所 ERG の研究．日眼会誌，**92**：1419-1449，1988.

4) 厚生労働科学研究費補助金難治性疾患政策研究事業網膜脈絡膜・視神経萎縮症に関する調査研究班 黄斑ジストロフィの診断ガイドライン作成ワーキンググループ：黄斑ジストロフィの診断ガイドライン．日眼会誌，**123**：424-442，2019.
Summary 文献4と6はそれぞれ黄斑ジストロフィ，AZOOR について診断基準を含め，具体的な症例を呈示して実臨床で非常に有用なガイドラインとなっている．

5) Miyake Y, Ichikawa K, Shiose Y, et al：Hereditary macular dystrophy without visible fundus abnormality. Am J Ophthalmol, **108**：292-299, 1989.

6) 厚生労働科学研究費補助金難治性疾患政策研究事業網膜脈絡膜・視神経萎縮症に関する調査研究班 AZOOR の診断ガイドライン作成ワーキンググループ：急性帯状潜在性網膜外層症(AZOOR)の診断ガイドライン．日眼会誌，**123**：443-449，2019.

7) Ueno S, Kawano K, Ito Y, et al：Near-infrared reflectance imaging in eyes with acute zonal occult outer retinopathy. Retina, **35**(8)：1521-1530, 2015.

特集/今こそ学ぶべき網膜電図(ERG)

ERG を応用した視神経の評価
―photopic negative response の臨床応用―

町田繁樹*

Key Words: 網膜神経節細胞(retinal ganglion cell : RGC), 網膜電図(electroretinogram : ERG), photopic negative response(PhNR), 局所網膜電図(focal ERG), 多局所網膜電図(multifocal ERG)

Abstract：Photopic negative response(PhNR)は，錐体網膜電図(ERG)のb波に続く陰性波で網膜神経節細胞(RGC)に由来する．PhNRを解析することで，RGCの機能を他覚的に評価することができる．PhNRはRGCが傷害される視神経および網膜内層疾患で有用な検査となる可能性がある．また，局所や多局所ERGのPhNRを評価することで，局所網膜のRGCの機能評価が可能となり，限局性のRGC機能障害を検出することができる．PhNRはRGCの機能障害を他覚的に評価可能で有用な検査法である．

はじめに

網膜神経節細胞(RGC)は，視神経疾患で選択的にあるいは優位に傷害される．光干渉断層計(OCT)を用いることで網膜神経線維層および網膜内層の厚さを定量的に解析できる．RGCの機能を定量する検査法は意外に少ない．視野検査は緑内障や視神経疾患の視機能検査として用いられているが，視路のどこかに障害があれば異常所見を呈する．したがって，視野検査はRGCの機能を選択的に捉えた検査法とは言えない．他覚的なRGCの機能検査として視覚誘発電位(VEP)やパターン網膜電図(ERG)が挙げられる．VEPは脳波なので視野検査と同様にRGCの機能を直接測定したものではない．パターンERGはRGCに由来するが，検査を行うために，特殊な設備および視力矯正が必要である．

ERGは主に視細胞と双極細胞(あるいはミューラー細胞)の電位から構成されていると考えられてきた．RGCに由来する電位が，全視野刺激ERGの錐体応答に含まれていることが明らかとなり，photopic negative response(PhNR)と命名された[1]．PhNRは錐体応答のb波に続く陰性波である(図1)．PhNRの利点は，まず，通常のERG記録装置で記録できることにある．また，ERGの一成分なのでaおよびb波を同時に記録し，網膜外層と中層の機能を同時に評価できる．この利点は，RGCの機能評価方法として使われてきたVEPあるいはパターンERGにはない．また，記録時の視力矯正が不要である．このように，PhNRはその記録および評価が簡便なことから，臨床に応用できる可能性がある．

今回は，PhNRのRGC傷害をきたす疾患への臨床応用について解説する．

PhNRの記録および評価法

1．PhNRの記録条件

国際臨床視覚電気生理学会(ISCEV)は全視野刺激ERGの記録と評価を標準化するためprotocolを定期的に発表している．そのなかで，錐体ERGは白の背景光下で白の刺激光を用いる記録法が推奨されている(white on white：W/W)[2]．

---

* Shigeki MACHIDA，〒343-8555 越谷市南越谷2-1-50 獨協医科大学埼玉医療センター眼科，教授

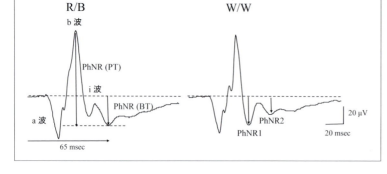

図 1.
正常者から記録した錐体応答
R/B：red on blue, W/W：white on white, PhNR：photopic negative response

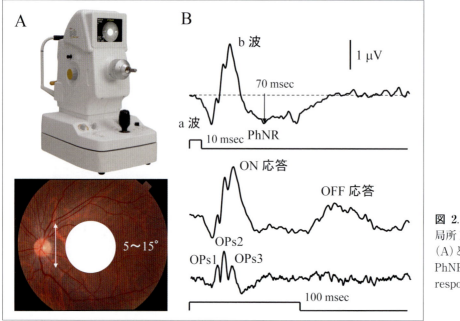

図 2.
局所 ERG の記録システム (A)と波形(B)
PhNR：photopic negative response
（文献 22 より改変）

また，ISCEV は PhNR の記録および評価に関して extended protocol を発表していて，発光ダイオードを光源とした半値幅の狭い青色の背景色の刺激光を用いることを推奨している(red on blue：R/B)[3]．

図 1 に示したように，R/B と W/W の PhNR 波形は異なっている．i 波の前の陰性波を PhNR1，後ろの陰性波を PhNR2 と定義した場合，W/W では PhNR の振幅が PhNR1＞PhNR2 である．一方，R/B ではその関係は逆になり PhNR1＜PhNR2 となっている．W/W の際には PhNR1，R/B の際には PhNR2 を評価すれば，PhNR の診断能力にほぼ差がないことを我々は報告している[4]．したがって，臨床的には W/W で PhNR を記録および評価しても問題ないと考えられる．

2．局所 ERG の PhNR(focal PhNR)

Miyake ら[5]によって開発された局所 ERG は全視野刺激 ERG と同様に a 波，b 波，律動様小波(OPs)および PhNR(focal PhNR)を含んでいる(図 2)．局所 ERG の刺激システムは赤外線眼底カメラに組み込まれており，眼底を観察しながら直径 5〜15°の刺激スポットを用いて局所網膜を刺激する(図 2-A)．したがって，固視不良例でも黄斑部から信頼性の高いデータを得ることができる．

Focal PhNR は全視野刺激で得られる PhNR(full-field PhNR)と同様に，サル眼でテトロドトキシン(TTX)の硝子体内投与によって消失する[6]．また，視神経萎縮眼では focal および full-field PhNR 振幅がともに低下する[7]．したがって，focal PhNR も RGC に由来すると考えられる．

3．多局所 ERG の PhNR(multifocal PhNR)

多局所 ERG を用いて multifocal PhNR を記録して，眼底後極部の多局所の RGC 機能を評価でき

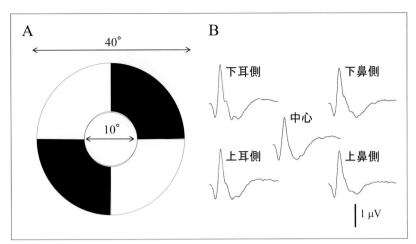

図 3.
A：多局所 ERG 記録のための刺激画面
B：低頻度刺激を用いて正常眼から得られた多局所 ERG の波形
（文献 8 より改変）

れば他覚的な視野を構成することができる．非常に魅力的なアイデアである．しかし，通常の多局所 ERG では，刺激頻度は 75 Hz と高頻度である．したがって，13.3 msec ごとに刺激されるため，頂点潜時が約 70 msec の PhNR を記録することはできない．また，多局所 ERG 記録のためのアンプ設定では low cut filter が 10 Hz となっており，PhNR の大部分が削除されてしまう．したがって，多局所 ERG で PhNR を記録するためには，刺激頻度と low cut filter を低下させる必要がある．

例えば，図 3-A のようなダーツ模様の刺激画面を用いて，刺激頻度を 6.25 Hz，low cut filter を 3 Hz に設定して多局所 ERG を記録してみた．それぞれの模様が白黒に偽ランダムに反転する．それぞれのエレメントから PhNR を含んだ局所 ERG に類似した波形が得られる（図 3-B）[8]．

局所 ERG の記録装置を改造して弓状刺激，あるいは半円刺激ができるようにて多局所から ERG を記録できるようにし，緑内障眼でそれぞれの刺激部位の ganglion cell complex（GCC）厚と focal PhNR の関係をみてみた．黄斑部から記録した focal PhNR 振幅は GCC 厚と高い相関を示したが，黄斑外から記録した focal PhNR 振幅は GCC 厚と相関するものの，相関係数は低かった[9]．このことから，黄斑部の focal PhNR には RGC 応答が多く含まれ，黄斑外から記録された focal PhNR には RGC 応答があまり含まれていない可能性がある．

図 4 に示した症例では，視野（図 4-A）と GCC 厚（図 4-B）が著しく傷害された緑内障の進行例では，黄斑部の multifocal PhNR 振幅は正常に比較して低下していたが，黄斑外の multifocal PhNR 振幅は視野障害にもかかわらず比較的保たれていた（図 4-C）．このことから，focal あるいは multifocal PhNR は黄斑部とその周囲で記録する意義は高いが，黄斑から外れた部位から PhNR を記録しても RGC 機能評価という観点からすると，その意義は低い可能性がある．

4．PhNR の評価

PhNR は比較的ゆっくりとした波であることと，陽性の i 波の修飾を受けるために，その頂点を決定できないことが多い．したがって，PhNR の頂点潜時の正確な評価は困難であり，頂点潜時は ISCEV extended protocol では評価項目に入っていない．正常者の PhNR 振幅を 5 msec ごとに計測すると，full-field PhNR は 65 msec に，focal PhNR は 70 msec で最大振幅を示す．そこで，full-field および focal PhNR 振幅は，65 と 70 msec での振幅をそれぞれ baseline（BT）あるいは b 波の頂点（PT）から計測している（図 1）．この計測方法が最もシンプルでバイアスが入らないと思われ，ISCEV extended protocol で推奨されている．

PhNR の臨床応用

外傷性視神経症での錐体 ERG の変化をみてみると，視機能が喪失した受傷後間もない時期にはほぼ正常であるが，視神経乳頭が萎縮し視神経が蒼白化すると，full-field PhNR 振幅のみが選択的に減少する（図 5）[10]．このことから，PhNR は網膜内の RGC の状態を反映していると考えられる．

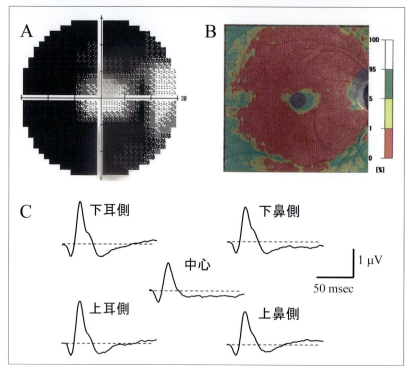

図 4. 進行した緑内障の静的量的視野(A),GCC マップ(B)および多局所 ERG の波形(C)

(文献 8 より改変)

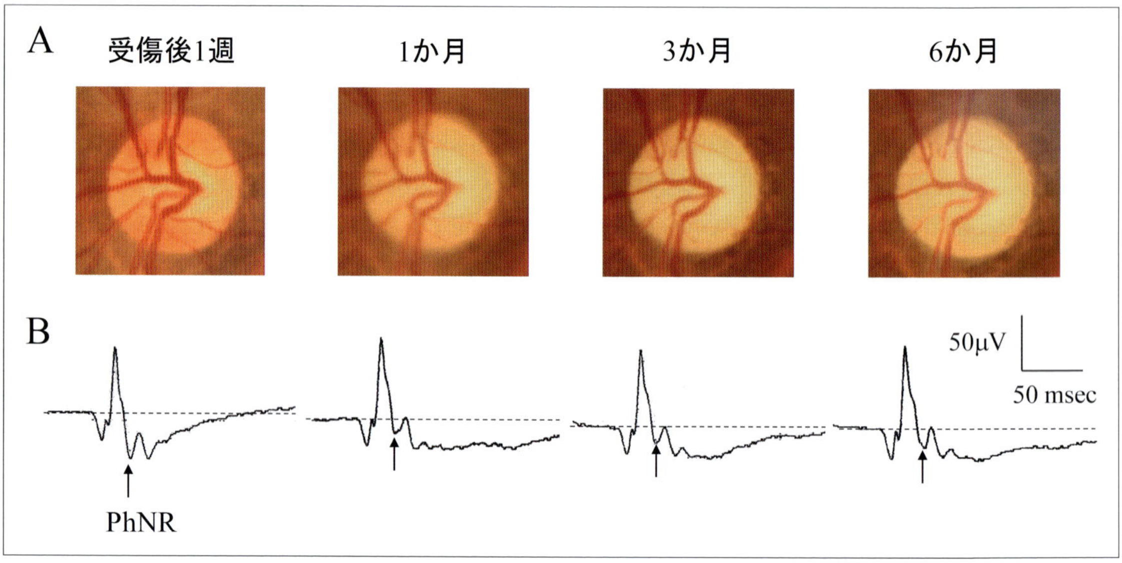

図 5. 外傷性視神経症の視神経乳頭所見(A)および錐体応答(B)
PhNR：photopic negative response

(文献 10 より改変)

したがって，病変が球後に限局し，眼内の RGC が正常の場合は，PhNR は異常を示さない．つまり，PhNR は網膜内の RGC 機能を評価していることになる．

1. 視神経萎縮

原因が何であれ，視神経萎縮をきたせば PhNR に異常が生じる．Full-field PhNR は網膜全体の RGC の機能を捉えているため，RGC が広範に傷害される視神経疾患の機能評価となりうる．しかし，視神経疾患では乳頭黄斑線維が中心暗点を呈することが多く，必ずしも RGC が広範に傷害されてはいない．そこで，局所 ERG を用いて局所

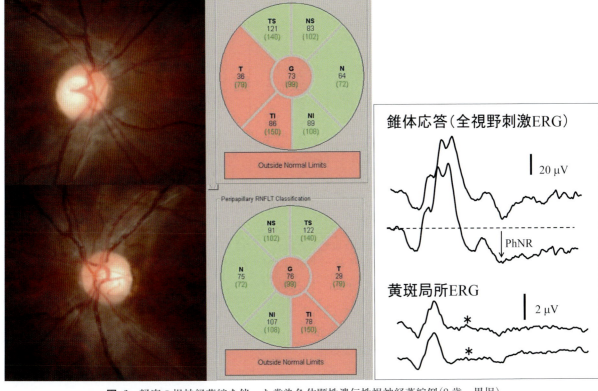

図6. 軽度の視神経萎縮を伴った常染色体顕性遺伝性視神経萎縮例(8歳, 男児)
PhNR：photopic negative response

(文献22より改変)

　網膜のRGC機能が捉えられれば，診断能力は向上すると考えられる．次に，代表症例を示す．
　遺伝性の視神経症として若年者に発症する常染色体顕性遺伝性視神経萎縮がある(図6)．症例は8歳の男児で，学校健診で視力低下を指摘されて受診した．視力は両眼0.9で，静的量的視野検査では明らかな異常はなかった．視神経乳頭の耳側が蒼白で，耳側の網膜神経線維層が菲薄化していた．父親と祖父は視神経萎縮のため視力不良であった．全視野刺激で記録した錐体応答のfull-field PhNR振幅は正常だったが，黄斑局所ERGのfocal PhNRは消失していた(図6-＊印)．このように，限局性のRGCの機能障害は黄斑局所ERGを用いないと検出できないことがある．
　視神経萎縮をcentral typeとdiffuse typeに分けて検討した[7]．Central typeは中心暗点を呈し，diffuse typeでは網膜感度がびまん性に低下したサブグループである．Diffuse typeではfocalおよびfull-field PhNRの振幅が正常下限以下に低下していた(図7-A)．一方，central typeではfull-field PhNR振幅は正常値を示したが，focal PhNR振幅は全例で正常下限以下に低下していた(図7)．Focal PhNRが限局性視神経萎縮の診断の一助になると考えられる．
　圧迫性視神経症[11]や視神経炎[12]の予後予測にPhNRが有用であることが報告されている．つまり，PhNR振幅が著しく低下している圧迫視神経症では，手術による圧迫病変を除去しても視機能の回復は乏しい．一方，PhNR振幅が保たれている症例では視機能は改善する．

2. 緑内障

　緑内障はRGCが傷害される代表的な疾患である．緑内障眼では，錐体応答のaおよびb波振幅は正常だが，full-field PhNR振幅だけが低下する[13]．視野変化が進行し，緑内障が重症になるほどfull-field PhNR振幅が低下する．また，静的量的視野検査で得られたmean deviationの悪化に伴ってfull-field PhNR振幅は低下する[13]．視神経

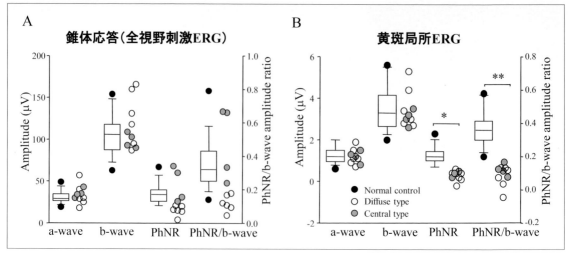

図 7．視神経萎縮眼の全視野刺激 ERG(A)および黄斑局所 ERG 所見(B)
箱ひげ図は，正常眼の 25〜75％および 5〜95％信頼区間を示している．

(文献 7 より引用)

乳頭周囲の RNFLT，視神経乳頭の rim area および cup/disc area ratio といった形態的な指標と full-field PhNR 振幅は有意に相関する[13]．また，focal PhNR 振幅と黄斑部の GCC 厚は有意に相関する[9]．つまり，PhNR は緑内障による RGC の機能的あるいは形態的障害を反映していると考えられる．

Full-field PhNR の緑内障を検出する感度および特異度は，それぞれ 77 および 90％である．しかし，早期緑内障においては感度が 57％に低下する[11]．したがって，full-field PhNR は早期緑内障の検出に有用な検査とは言えない．早期の緑内障では RGC が局所的に傷害されている．したがって，網膜全体の RGC 機能を反映している full-field PhNR では限局性の RGC 障害を捉えられないと考えられる．一方，局所 ERG を用いて RGC 障害部位からの focal PhNR を記録できれば，早期の緑内障の病変を検出できる可能性がある[14)〜16)]．

視野変化が進行した中期および晩期の緑内障では錐体応答の PhNR 振幅が低下する．しかし，初期緑内障で RGC 障害が限局性の場合は黄斑局所 ERG を用いないと機能異常を検出することができない．図 8 に早期緑内障例を示した．OCT の GCC 厚の菲薄化した部位から記録した黄斑局所 ERG の PhNR 振幅は低下している．このように，黄斑局所 ERG の PhNR を用いることで初期緑内障の RGC の機能障害を捉えることも可能である[14)〜16)]．

Focal PhNR 振幅と ERG 記録部位の網膜感度(dB)との関係は，非線形的である[14)17)]．つまり，網膜感度(dB)が少し低下しただけで focal PhNR 振幅は大きく低下する．さらに網膜感度(dB)が低下しても，focal PhNR 振幅は変化しない(図 9-A)．このことから，focal PhNR は緑内障の早期診断に有用と考えられる．また，言い換えると，focal PhNR は進行例の経過観察には不適当であり網膜感度(dB)を用いるべきである．このように，PhNR 振幅と網膜感度(dB)が非線形的な関係にあるのは，dB が log 値であるためである．dB＝10 log(1/Lambert)なので，1/Lambert＝$10^{0.1 \times dB}$ と表すことができる．dB を log 値から linear 値(1/Lambert)に変換すると，focal PhNR 振幅と網膜感度の関係は線形的になる(図 9-B)．このことから，PhNR は緑内障の比較的早期の機能変化を捉えており，網膜感度(dB)は中期〜後期の機能変化を捉えるのに優れていると思われる．

Focal PhNR 振幅は局所網膜の RNFLT，GCC 厚および視神経乳頭局所の rim area あるいは cup/disc area ratio に有意に相関する[9)18)]．したがって，focal PhNR は網膜あるいは視神経乳頭局所の緑内障に伴った形態的変化を反映している．

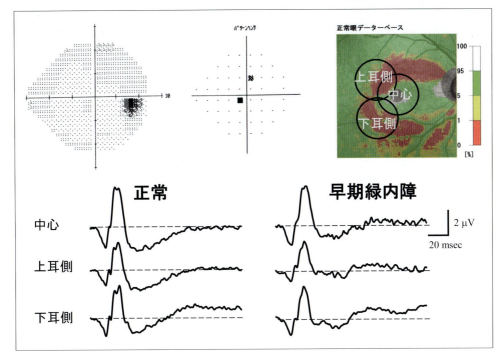

図 8. 早期緑内障例
Focal PhNR は黄斑部(中心),その上耳および下耳側からも記録でき,軽度の緑内障でもその振幅が低下している.

(文献 22 より改変)

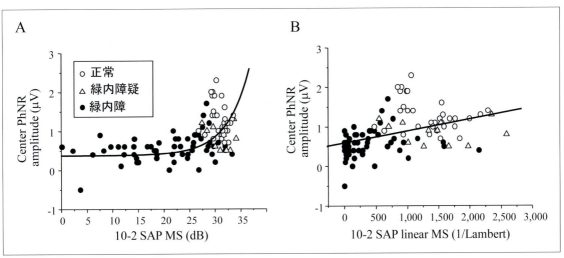

図 9. Focal PhNR振幅と視野検査で得られた(A)網膜感度(log値＝dB)および
(B)linear 感度(linear 値＝1/Lambert)との関係
PhNR：photopic negative response,SAP：standard automated perimetry,
MS：mean sensitivity

(文献 14 より改変)

3．網膜内層疾患

1）網膜中心動脈閉塞症(CRAO)

CRAO の ERG 所見としては,b 波の振幅が低下に伴った陰性型 ERG が有名である.図 10-A に CRAO 患者の僚眼と罹患眼から記録した ERG を示す.錐体応答に注目してみると,CRAO で full-field PhNR の振幅が著しく低下する[19].

CRAO 眼のそれぞれの波の振幅を正常な僚眼

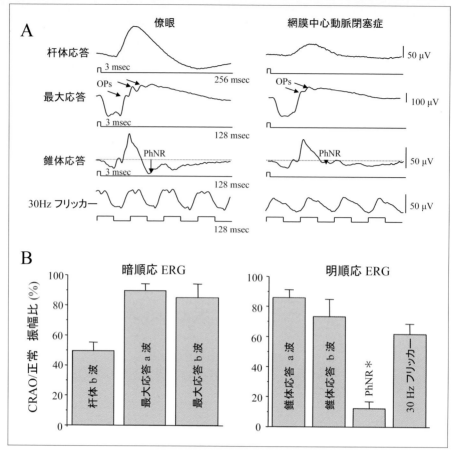

図 10. 網膜中心動脈閉塞症(CRAO)の全視野刺激 ERG
罹患眼では，僚眼(正常眼)に比較して PhNR 振幅が著明に低下している(A).
PhNR は他の ERG 波形に比較して最も低下していた(B).
PhNR：photopic negative response

(文献 19 より改変)

との比(振幅比)で示すと，full-field PhNR 振幅が a および b 波振幅に比較して優位に低下していることがわかる(図 10-B)．CRAO では，血流が早期に再疎通すると眼底所見が軽微なことがあり，急性の視神経疾患との鑑別が必要なことがある．このような症例でも，PhNR の振幅は低下している．この所見は，CRAO では網膜内層が最も強く傷害されているという病理所見に一致している．

2）硝子体内注射

抗 VEGF 薬の硝子体内投与は，加齢黄斑変性や黄斑浮腫を対象として広く臨床で行われている．黄斑局所 ERG で黄斑部の機能変化を，全視野刺激 ERG で網膜全体の機能変化を評価することができる．実臨床では視力で抗 VEGF 療法の効果を評価しているが，ERG を用いることで別の側面から治療効果を評価できる．

非虚血型の網膜中心静脈閉塞症(CRVO)の黄斑浮腫に対して抗 VEGF 薬を投与すると，黄斑浮腫の消退に伴って黄斑局所 ERG は改善する．全視野刺激 ERG では錐体応答や 30 Hz フリッカー ERG の頂点潜時が改善する．しかし，PhNR の振幅は治療によっても改善せず，非虚血型 CRVO でも不可逆性の RGC の傷害が生じていることを示唆している[20]．

3）黄斑円孔手術

網膜硝子体手術中に用いる薬剤は不適切な方法で用いると網膜障害をきたす．黄斑円孔に対する内境界膜(ILM)剝離は一般的な術式である．しかし，ILM が透明であるため，その視認性を向上させるため染色をすることが多い．インドシアニン

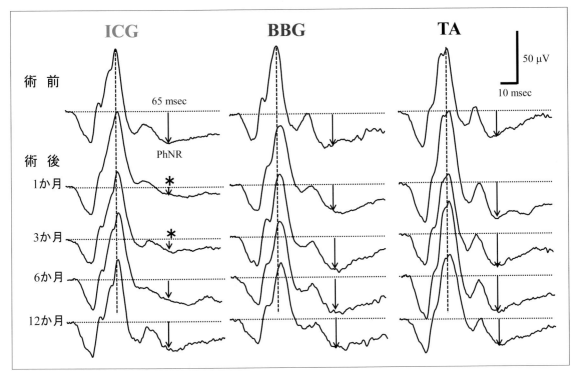

図11. 黄斑円孔手術前，術後1〜12か月の錐体応答
ICG：インドシアニングリーン，BBG：ブリリアントブルーG，TA：トリアムシノロンアセトニド，PhNR：photopic negative response

（文献21より改変）

グリーン（ICG）はILMに対する選択的な染色性が高く最初に用いられた色素である．しかし，ICGにはRGCに対する毒性があり注意しなければならない．原法ではICGを粘弾性物質に溶解して黄斑上に塗布する方法が報告されているが，現実的には灌流液に溶解したICGを眼底後極部に吹きかける方法が使われてきた．この方法は簡便であるが，黄斑部のみならず染色する必要のない網膜まで染色することになる．0.25％のICGを用いてILM染色しても通常は視野・視力障害は生じない．しかし，術前後の錐体応答を他の染色剤と比較してみる．ブリリアントブルーG（BBG）あるいはトリアムシノロンアセトニド（TA）では術前後の波形がほとんど変化していないのに対して，ICGを用いた場合は一過性ではあるがfull-field PhNR振幅が低下する（図11-＊印）．ICGを用いた場合は，視力や視野では捉えることのできない潜在的なRGCの機能障害が生じている可能性がある[21]．

まとめ

PhNRを用いることでRGCの他覚的な機能評価が可能である．PhNRは記録および評価が容易なため，臨床に応用できる．また，局所あるいは多局所ERGと組み合わせることによって，限局性のRGC機能障害を他覚的に捉えることが可能となる．PhNRは，RGCを傷害する視神経疾患および網膜内層疾患で有用な他覚的な機能検査である．

文　献

1) Viswanathan S, Frishman LJ, Robson JG, et al：The photopic negative response of the macaque electroretinogram：reduction by experimental glaucoma. Invest Ophthalmol Vis Sci, **40**：1124-1136, 1999.
   Summary PhNRを命名し，その起源を明らかにした原著論文，PhNRのmilstone的な文献．
2) Robson AG, Frishman LJ, Grigg J, et al：ISCEV standard for full-field clinical electrophysiology

(2022 update). Doc Ophthalmol,**144**：165-177, 2022.
Summary ERG の記録条件を標準化した最新の protocol.

3) Frishman L, Sustar M, Kremers J, et al：ISCEV extended protocol for the photopic negative response（PhNR）of the full-field electroretinogram. Doc Ophthalmol, **136**：207-211, 2018.
Summary PhNR の記録条件，評価方法を標準化した文献.

4) Hara Y, Machida S, Ebihara S, et al：Comparisons of photopic negative responses elicited by different conditions from glaucomatous eyes. Jpn J Ophthalmol, **64**：114-126, 2020.

5) Miyake Y, Yanagida K, Yagasaki K, et al：Subjective scotometry and recording of local electroretinogram and visual evoked response. System with television monitor of the fundus. Jpn J Ophthalmol, **25**：439-448, 1981.

6) Kondo M, Kurimoto Y, Sakai T, et al：Recording focal macular photopic negative response（PhNR）from monkeys. Invest Ophthalmol Vis Sci, **49**：3544-3550, 2008.

7) Tamada K, Machida S, Yokoyama D, et al：Photopic negative response of full-field and focal electroretinograms in patients with optic nerve atrophy. Jpn J Ophthalmol, **53**：608-614, 2009.

8) Kaneko M, Machida S, Hoshi Y, et al：Alternation of photopic negative response of multifocal electroretinogram in patients with glaucoma. Curr Eye Res, **40**：77-86, 2015.

9) Machida S, Kaneko M, Kurosaka D：Regional variations in correlation between photopic negative response of focal electroretinogram and ganglion cell complex in glaucoma. Curr Eye Res, **40**：439-449, 2015.

10) Gotoh Y, Machida S, Tazawa Y：Selective loss of the photopic negative response in patients with optic nerve atrophy. Arch Ophthalmol, **122**：341-346, 2004.

11) Moon CH, Hwang SC, Kim BT, et al：Visual prognostic value of optical coherence tomography and photopic negative response in chiasmal compression. Invest Ophthalmol Vis Sci, **52**：8527-8533, 2011.

12) Wang J, Cheng H, Hu YS, et al：The photopic negative response of the flash electroretinogram in multiple sclerosis. Invest Ophthalmol Vis Sci, **53**：1315-1323, 2012.

13) Machida S, Gotoh Y, Toba Y, et al：Correlation between photopic negative response and retinal nerve fiber layer thickness and optic disc topography in glaucomatous eyes. Invest Ophthalmol Vis Sci, **49**：2201-2207, 2008.

14) Machida S, Toba Y, Ohtaki A, et al：Photopic negative response of focal electoretinogram in glaucomatous eyes. Invest Ophthalmol Vis Sci, **49**：5636-5644, 2008.

15) Machida S, Tamada K, Oikawa T, et al：Sensitivity and specificity of photopic negative response of focal electoretinograms in detecting glaucomatous eyes. Br J Ophthalmol, **94**：202-208, 2010.

16) Machida S：Clinical applications of the photopic negative response to optic nerve and retinal diseases. J Ophthalmol, **2012**：397178, 2012.

17) Ishuzuka M, Machida S, Hara Y, et al：Significant correlations between focal photopic negative response and focal sensitivity and ganglion cell complex thickness in glaucomatous eyes. Jpn J Ophthalmol, **66**：41-51, 2022.

18) Tamada K, Machida S, Oikawa T, et al：Correlation between photopic negative response of focal electroretinograms and local loss of retinal neurons in glaucoma. Curr Eye Res, **36**：155-164, 2010.

19) Machida S, Gotoh Y, Tanaka M, et al：Predominant loss of the photopic negative response in central retinal artery occlusion. Am J Ophthalmol, **37**：938-940, 2004.

20) Nishimura T, Machida S, Hara Y：Changes of focal macular and full-field electroretinograms after intravitreal aflibercept in patients with central retinal vein occlusion. Doc Ophthalmol, **141**：169-179, 2020.

21) Machida S, Toba Y, Nishimura T, et al：Comparisons of cone electroretinograms after indocyanine green-, brilliant blue G-, or triamcinolone acetonide-assisted macular hole surgery. Graefes Arch Clin Exp Ophthalmol, **252**：1423-1433, 2014.

22) 町田繁樹：特異的な波形変化が診断に役立つ. 日本の眼科, **95**(9)：1292-1298, 2024.

特集/今こそ学ぶべき網膜電図(ERG)

最新の皮膚電極 ERG のメリット

加藤久美子[*1]　近藤峰生[*2]

Key Words : RETeval®, HE-2000, 皮膚電極(skin electrode), 網膜変性(retinal degeneration), 炎症(inflammation)

Abstract : 網膜機能を評価することができる網膜電図(ERG)は,遺伝性網膜変性疾患の診断に必要不可欠である.従来型の ERG 装置は,十分に散瞳したうえでコンタクトレンズ型の電極を装着し,臥位で ERG を記録する必要があったため,手軽に行うことができる検査ではなかった.約 10 年前に米国の LKC 社から発売された手持ち式 ERG 装置 RETeval® は,無散瞳下でも ERG を記録することができること,シール型の皮膚電極を採用しており,座位でも ERG を記録することができる画期的な装置である.そして近年,本邦においても手持ち式皮膚電極 ERG 装置 HE-2000 が発売された.本稿では皮膚電極 ERG 装置について概説したうえで,皮膚電極 ERG 装置を用いて行う眼科診療についてお話したい.

はじめに

遺伝性の網膜変性は,小児期に初めて眼科を受診することが多い.症状や眼底所見から可能性のある疾患を絞り込むことは可能であるが,確定診断のためには網膜電図(electroretinogram:ERG)が必要不可欠である.従来型の ERG 装置はコンタクトレンズ電極を採用しており,小児から ERG を記録することはしばしば困難であった.

ERG は糖尿病網膜症における網膜機能の評価[1]や,網膜静脈閉塞症の予後予測や治療効果の判定[2]にも有用であることが報告されている.しかしながら,日常診療の傍ら,これらの疾患を有する患者から ERG を記録することは容易ではなかった.

近年になり,シール型の皮膚電極を採用した手持ち式の ERG 装置が開発された.本稿では,皮膚電極 ERG 装置の特徴について概説をしたうえで,皮膚電極を用いた眼疾患評価,臨床研究についてお話したい.

皮膚電極 ERG 装置

現在本邦で使用することができる 2 種類の皮膚電極 ERG 装置を紹介する.いずれの装置もノイズが少なく,従来の ERG 装置に劣らない ERG を記録することができる[3)~5)].

1. RETeval®

約 10 年前に,米国の LKC 社から発売された ERG 装置 RETeval® は,非常に小型で軽量な装置である(図 1).RETeval® は座位で ERG を記録することができるため,診察室でも ERG を記録することができる.ERG の記録は片眼ずつ,右眼⇒左眼の順で行う.小型ながらもガンツフェルドドームを実装しており,国際臨床視覚電気生理学

[*1] Kumiko KATO, 〒514-8507　津市江戸橋 2-174　三重大学大学院医学系研究科臨床医学系講座眼科学,講師
[*2] Mineo KONDO, 同,教授

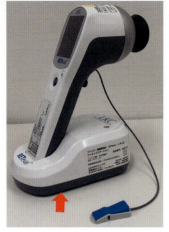

図 1. RETeval® 本体
赤矢印はドッキングステーション．充電するとき，コンピュータと接続するときには，ドッキングステーションを介して行う．

会(ISCEV)が提唱する ERG を記録することができる．図 2 に RETeval® で記録した ERG の結果を示す．

RETeval® では，目的に応じて ERG 記録のプロトコルをカスタマイズすることが可能であり，臨床だけではなく，研究にも幅広く用いることができる．

1）ポータブル型

RETeval® はリチウムイオン電池を内蔵しており，最大で 8 時間，約 70 人の被験者から ERG を記録することができる．記録した ERG は，RETeval® 本体で確認することができるが，ドッキングステーション(図 1-赤矢印)を介してコンピュータに接続すると，PDF で結果を確認することができ，またデジタルデータとして保存することが可能である．

2）皮膚電極

関電極，不関電極，接地電極が 1 枚のシールに配置された，センサーストリップ(図 3-a)を用いて ERG を記録する．電極の貼付は非常に容易であり，小児であっても容易に ERG を記録することができる(図 3-b)．センサーストリップの粘着性はそれほど高くないため，皮脂が多いと電極が脱落しやすい．検査中にセンサーストリップが外

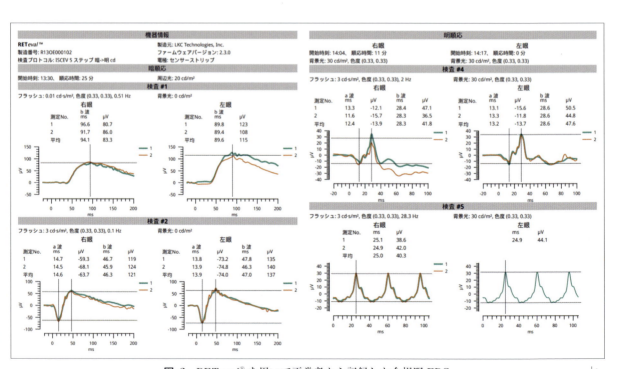

図 2. RETeval® を用いて正常者から記録した全視野 ERG   a|b
a：暗順応下で記録した杆体応答(上段)とフラッシュ最大応答(下段)
b：明順応下で記録した錐体応答(上段)とフリッカ応答(下段)

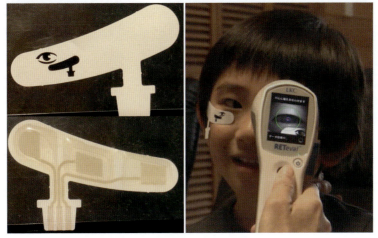

図 3.
a:センサーストリップの表(上段)と裏(下段)
b:RETeval® でフリッカ ERG を記録している風景.皮膚電極なので,子どもでも嫌がることなく ERG を記録させてくれる.

れると,自動的に検査が中断されるので,再度貼付し,記録を再開する.センサーストリップの貼付位置のズレは振幅に影響するため,ERG の結果を定量的に用いる場合には注意する[6].

3)自然瞳孔下での ERG 記録

従来型の ERG 装置を用いる際には,十分に散瞳する必要があった.RETeval® は,散瞳下はもちろんのこと,自然瞳孔下でも再現性が高い ERG を記録することができる[7].近年,多くの装置が自然瞳孔下で検査をすることが可能となっており,時代の流れに合った規格と言えよう.RETeval® は赤外線カメラを内蔵しており,瞳孔面積を測定しながら(図 4),瞳孔面積に応じてリアルタイムで光刺激の強さを調節しており,網膜照度を一定に保ちながら ERG を記録することで,自然瞳孔下での ERG 記録を可能とした.

2.HE-2000

近年,トーメーコーポレーションから発売された HE-2000 は,RETeval® と同様,皮膚電極を採用した小型かつ軽量な ERG 装置である(図 5).タッチパネル操作で操作性が非常によい.2つのガンツフェルドドームが本体に実装されており(図 5-a),瞳孔間距離は 54〜80 mm に対応している.左右眼を交互に刺激しながら,両眼同時に ERG を記録する(図 6-b).HE-2000 は ISCEV 標

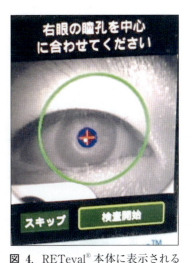

図 4.RETeval® 本体に表示される ERG 記録中の前眼部所見
緑の円の中心に瞳孔が位置するように RETeval® を保持する.無散瞳モードで ERG を記録する場合,瞳孔径(青の円と赤の十字)を常に計測しながら,瞳孔径に応じた光刺激を行う.

準 ERG とフラッシュ視覚誘発電位(VEP)を記録することができる装置である.HE-2000 を用いて記録した ERG の結果を図 7 に示す.

ノイズ除去として,subtraction 法と加算する波形の選択削除機能が搭載されており,眼振がある症例でも ERG を記録することができる.

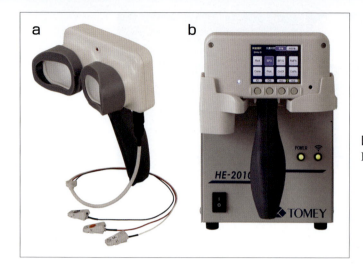

図 5.
HE-2000
　a：HE-2000 をガンツフェルドドーム側から見たもの
　b：HE-2000 をドッキングステーション HE-2010 にセットしたところ．HE-2000 のタッチパネル側が見える．

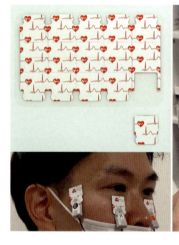 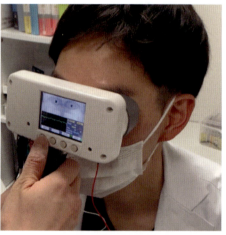

図 6.　　　　　　　　　　　　　　　　　　a｜b
　a：皮膚電極(上段)と，皮膚電極を貼付したところ(下段)
　b：HE-2000 を使用して ERG を記録している風景．記録中の前眼部の様子は本体モニターで確認することができる．

1）ポータブル型

HE-2000 はリチウムイオン電池を内蔵しており，満充電で最大 3 時間使用が可能である．記録した ERG はドッキングステーション HE-2010(図 5-b)へ送信され，直ちに結果をプリントアウトすることができる．

2）皮膚電極

専用のシール状シート型電極(図 6-a)を，関電極・不関電極として両下眼瞼に，接地電極としてこめかみに，計 3 枚貼付し，それぞれ本体と接続する(図 6-b)．両眼同時に記録を行うため，電極コードの付け替えは不要である．

3）自然瞳孔下での ERG 記録

HE-2000 は散瞳条件および無散瞳条件で ERG を記録することができる．無散瞳条件では，散瞳条件の光刺激光量の約 3 倍(杆体応答では 6 倍)に上げて刺激を行う．

皮膚電極 ERG の臨床使用経験

皮膚電極 ERG 装置が発売されて以降，国内外を通じて様々な臨床研究が行われてきた[8]．本邦では皮膚電極 ERG の臨床使用経験について紹介する．

1．小児網膜変性疾患

皮膚電極 ERG は小児の網膜変性疾患の診断を

行う際に非常に有用である[9]．小児期に眼科を受診する代表的な疾患と，皮膚電極 ERG 装置で記録した ERG を提示する．

1）網膜色素変性

遺伝性網膜変性疾患のなかで最も頻度が高く，3,000～5,000 人に 1 人発症する．夜盲と求心性視野狭窄が特徴的な症状で，進行性である．眼底所見では，網膜血管の狭小化，骨小体様の色素沈着，そして視神経乳頭の蒼白化が特徴的であるが，小児期では色素沈着は目立ちにくい．RETeval® で記録した ERG を図 8 に示す．すべての誘導において振幅が著しく減弱している．

2）錐体（杆体）ジストロフィ

錐体機能が進行性に低下する遺伝性網膜疾患．錐体機能に続いて杆体機能が低下する場合は，錐体-杆体ジストロフィと呼ぶ．視力低下，羞明，色覚異常をきたす．小児期では眼底所見に乏しいが，典型例では黄斑部の萎縮をきたし，進行する

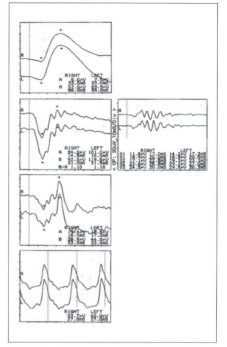

図 7．HE-2000 を用いて正常者から記録した全視野 ERG
上から順に，杆体応答，フラッシュ最大応答，錐体応答，フリッカ応答

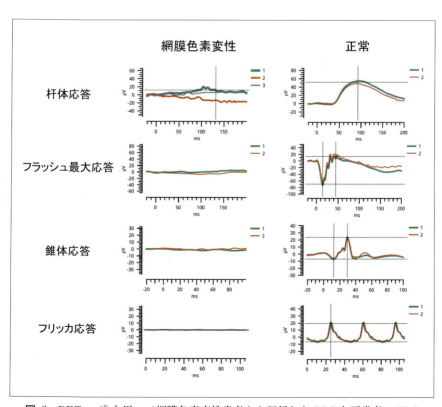

図 8．RETeval® を用いて網膜色素変性患者から記録した ERG と正常者の ERG

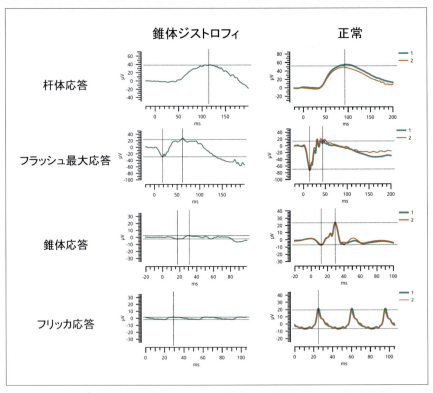

図 9. RETeval® を用いて錐体ジストロフィ患者から記録した ERG と正常者の ERG

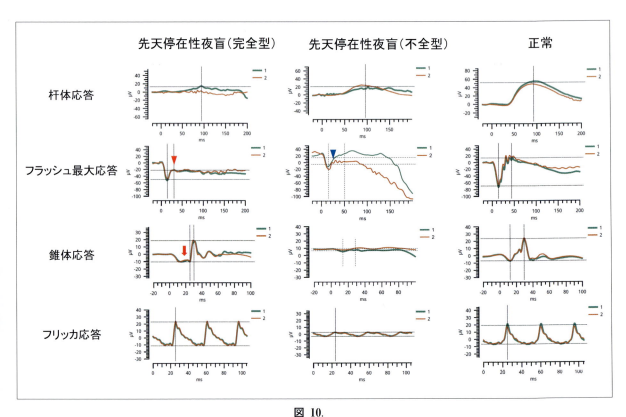

図 10.
RETeval® を用いて先天停在性夜盲(完全型)および先天停在性夜盲(不全型)患者から記録した ERG と正常者の ERG

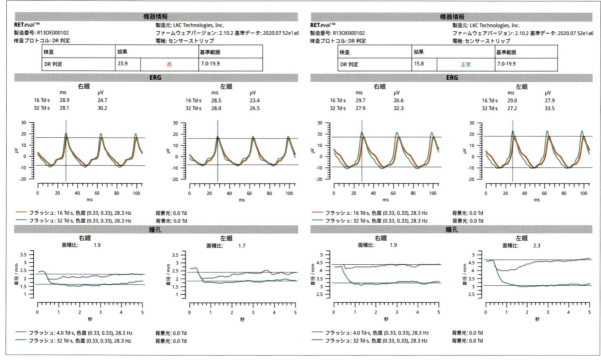

図 11. RETeval® の DR 判定プロトコルで記録した結果
DR 判定の基準値は 7.0〜19.9 である．a はシミ状出血を伴う糖尿病網膜症患者の結果で，DR 判定は 23.9，b は糖尿病と診断され内服治療中ではあるが，検眼鏡では出血を認めない患者の結果で，DR 判定は 15.8 である．

と周辺部に網膜色素変性様の色素沈着を生じることがある．RETeval® で記録した ERG を図 9 に示す．錐体応答とフリッカ応答が減弱，杆体応答は正常〜低下する．

3) 先天停在性夜盲

生来の視力障害を特徴とする非進行性の遺伝性疾患である[10]．夜盲がある完全型と，夜盲の症状に乏しい不全型がある．視力は 0.2〜0.7 程度で，完全型では中等度〜強度近視，不全型は近視，遠視ともにありうる．両型ともに斜視や眼振を伴うことがある．眼底所見は，不全型では近視性の変化を認めるが，不全型の眼底は正常である．このような疾患の診断には ERG が不可欠である．RETeval® を用いて記録した ERG の結果を図 10 に示す．

a) 完全型：杆体応答が著しく減弱し，最大応答は b 波が a 波より小さくなる陰性型となる（図 10-赤矢頭）．錐体応答では a 波の底が水平に長くなる，「square a-wave」を示す（図 10-赤矢印）．フリッカ応答は正常である．

b) 不全型：杆体応答がやや減弱し，最大応答は陰性型となるが，律動様小波が残存する（図 10-青矢頭）．錐体応答，フリッカ応答は減弱する．

2. 虚血性網膜疾患

ERG は，糖尿病網膜症患者の網膜機能の評価[1)11)]や，網膜静脈閉塞症に対する硝子体注射後の効果判定[2]にも有用であることが報告されている．RETeval® には糖尿病網膜症をスクリーニングするプロトコルが実装されている．「DR 判定」で記録した結果を示す（図 11-a）．DR 判定は，フリッカ ERG の結果と光刺激に対する瞳孔径の変化をもとに行う．DR 判定と従来の眼底検査を併用することで，治療が必要な糖尿病網膜症を高い確率で予測することができると報告されている．水晶体混濁で眼底の観察が十分にできない症例や，羞明が強く眼底検査が困難な患者において有用な検査と考えられる．

3. 眼科周術期の眼内炎症の評価

内眼手術の前後に ERG を記録することにより，網膜機能の回復を評価する試みが以前からなされ

ている．水晶体再建術後には ERG の振幅が増大することが知られており，これは水晶体を除去することによるフィルター除去効果であると考えられてきた．RETeval® の登場により，術後早期から ERG を記録することができるようになり，我々は水晶体再建術の周術期にフリッカ ERG を経時的に記録する臨床研究を行った．その結果，水晶体再建術後 1 週間目にフリッカ ERG の振幅が一過性に増大すること，ERG の振幅の増大と前房内フレア値の増大および網膜中心厚の増大が統計学的に有意に増大していることが明らかになり，水晶体再建術後にみられる振幅の増大は眼内炎症を表していることがわかった[12]．眼科周術期やぶどう膜炎などの眼内炎症をきたす疾患において，その病勢の評価に ERG の振幅を利用することができないかと我々は考えており，眼炎症疾患に対する効果的な ERG の使い方に関して引き続き研究を行いたい．

最後に

ポータブル式の皮膚電極 ERG 装置が登場し，いつでも，どこでも，手軽に ERG を記録することができるようになった．網膜構造だけではなく，網膜機能にも着目した眼科診療を通じて，眼疾患の診断や治療に関する新しい知見が得られることが期待される．

文 献

1) Brigell MG, Chiang B, Maa AY, et al：Enhancing Risk Assessment in Patients with Diabetic Retinopathy by Combining Measures of Retinal Function and Structure. Translational Vis Sci Tech, **9**：40, 2020.

2) Miyata R, Kondo M, Kato K, et al：Supernormal Flicker ERGs in Eyes With Central Retinal Vein Occlusion：Clinical Characteristics, Prognosis, and Effects of Anti-VEGF Agent. Invest Ophthalmol Vis Sci, **59**：5854-5861, 2018.

3) 菅原朝子，加藤久美子，永嶋竜之介ほか：RETeval Complete で記録した網膜電図の正常者における再現性．眼臨紀，**10**：289-294，2017.

4) 永嶋竜之介，菅原朝子，内山恵理子ほか：網膜疾患に対する RETeval Complete の使用経験．眼臨紀，**9**：988-994，2016.

5) 町田繁樹，山下 力，近藤峰生：皮膚電極網膜電図（ERG）HE-2000．神経眼科，**40**：60-66，2023.
   Summary HE-2000 を用いて記録した ERG について詳述した文献．

6) Hobby AE, Kozareva D, Yonova-Doing E, et al：Effect of varying skin surface electrode position on electroretinogram responses recorded using a handheld stimulating and recording system. Doc Ophthalmol, **137**：79-86, 2018.

7) Kato K, Kondo M, Sugimoto M, et al：Effect of Pupil Size on Flicker ERGs Recorded With RETeval System：New Mydriasis-Free Full-Field ERG System. Invest Ophthalmol Vis Sci, **56**：3684-3690, 2015.

8) 加藤久美子，近藤峰生：網膜電気生理学的検査．最新主要文献でみる眼科学レビュー 2023-'24（大鹿哲郎監）．総合医学社，pp.166-172，2023.
   Summary ERG 領域の最新の研究論文を解説した総説．ERG 領域の最新の情報を入手する際には必読である．

9) 加藤久美子：小児の ERG：新しい網膜電図装置 RETeval を使用した診療．眼科グラフィック，**8**：202-209，2019.
   Summary 小児から皮膚電極 ERG 装置を用いて ERG を記録した臨床経験について紹介した総説．

10) Miyake Y, Yagasaki K, Horiguchi M, et al：Congenital stationary night blindness with negative electroretinogram. A new classification. Arch Ophthalmol, **104**：1013-1020, 1986.

11) Fukuo M, Kondo M, Hirose A, et al：Screening for diabetic retinopathy using new mydriasis-free, full-field flicker ERG recording device. Sci Rep, **6**：36591, 2016.

12) Kato K, Nagashima R, Matsubara H, et al：Transient Increase of Flicker Electroretinography Amplitudes after Cataract Surgery：Association with Postoperative Inflammation. Ophthalmol Sci, **3**：100243, 2023.

好評

ファーストステップ！
子どもの視機能をみる
スクリーニングと外来診療

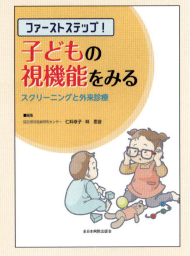

■編集　国立成育医療研究センター　仁科幸子・林　思音

2022年10月発行　B5判　318頁
定価 7,480円（本体 6,800円＋税）

視機能の異常を早期に発見し、適切に対応するためのファーストステップを、経験豊富な先生方のコラムでの経験談を交えながら、豊富な図表でわかりやすく解説しています！眼科医、視能訓練士、小児科医、また、小児の視覚スクリーニングにかかわる看護師、教育関係者など、子どもにかかわるすべての方にご一読いただきたい1冊です。

目次

Ⅰ. 子どもの視機能発達を知る
1. 小児の眼の解剖学的な発達
2. 小児の視力発達
3. さまざまな視機能はどのように発達するか？
4. 視機能と全身の発達

Ⅱ. 子どもの視機能障害を知る
1. 視覚障害をきたす疾患
2. 弱視・斜視とは？
   - 私の経験　その視力障害，本当に弱視ですか？
3. 屈折異常とは？

Ⅲ. 視覚スクリーニングで早期発見！
1. 0歳から始めたい！視覚スクリーニング
   - 私の経験　産科クリニックでの1か月健診における red reflex 法
   - Tips&Knowledge　視覚スクリーニングが必要な全身疾患リスト
2. 乳幼児健康診査における視覚スクリーニング
3. 3歳児健診における視覚検査
   - 私の経験　家庭での3歳児視力検査体験談
4. 視覚スクリーニング機器をどう使うか？
   - 私の経験　3歳児健診における屈折検査機器
5. 保健センターと眼科医療機関の連携
6. 小児科医と眼科医の連携―小児科医からの提言―
   - 私の経験　屈折検査は3歳児健診だけでなく年中児，年長児も行う必要がある
7. 小児科医と眼科医の連携―眼科医からの提言―
   - 私の経験　「小児科の先生，お世話になっています」

Ⅳ. 眼科精密検査の進め方
1. 乳幼児の検査の進め方
   - Tips&Knowledge　0歳児を診察する！
2. 眼位・眼球運動・両眼視機能検査
3. 視力検査
4. 精密屈折検査
5. 眼底検査
   - Tips&Knowledge　小児眼科医が伝授する診療のコツ
6. 視野検査―動的視野測定を中心に―
7. 画像検査
8. 障害（発達障害・全身疾患）を持つ子どもへの対応
9. 小児の眼鏡処方
   - Tips&Knowledge　インフォームド・コンセント
10. 専門機関へ紹介するタイミング
    - Tips&Knowledge　紹介状作成のポイント―紹介される側からの要望―
    - 私の経験　子どもへの虐待を疑ったら

Ⅴ. 学童期の視覚管理の課題
1. 近視の管理の仕方
   - 私の経験　近視の進行防止の前にしておくべきこと
2. デジタルデバイスによる急性内斜視
   - 私の経験　自験例から考える！デジタルデバイスによる急性内斜視患者の生活環境と生活指導
3. 心因性視覚障害
   - 私の経験　トリック法を行うとき―視能訓練士の心構え―
4. 色覚検査とアドバイス
   - 私の経験　私の色覚診療
5. スポーツ外傷の防止
   - 私の経験　アスリートの視機能―ファクターX―
6. コンタクトレンズの処方と管理―処方後のアフターケア・生じうる問題―
   - 私の経験　ファッションと眼

Ⅵ. 医療・福祉・教育機関における多職種の連携
1. 視覚障害児に対する医療・福祉・教育機関の連携
   - 私の経験　アイサポート教育相談
   - Tips&Knowledge　書類作成をどうするか？
2. 弱視（ロービジョン）の子どもに対する医療・教育関係の連携
   - Tips&Knowledge　成功体験につなげる子どものロービジョンケア
3. 弱視や斜視の子どもに対する医療・教育機関の連携
   - 私の経験　学校での様子を聞く大切さ
4. 近視の子どもに対する小・中学校との連携
   - Tips&Knowledge　ICT機器利用と児童生徒の健康
5. 学校へのアドバイス
   - Tips&Knowledge　先天赤緑色覚異常の色世界

Ⅶ. 小児眼科のトピックス
1. 小児の画像診断の進歩
   - 私の経験　自験例でも実感した小児の画像診断の進歩
2. 小児に適した ERG
3. 未熟児網膜症に対する抗VEGF療法
   - 私の経験　未熟児網膜症に対する抗VEGF療法―長期経過は？―
4. 遺伝性網膜ジストロフィ
   - 私の経験　Stargardt病・黄色斑眼底の症例提示，治療法の現状
5. 発達障害児における視覚異常
6. 小児の麻酔と鎮静

全日本病院出版会

〒113-0033　東京都文京区本郷 3-16-4　Tel：03-5689-5989
www.zenniti.com　　　　　　　　　　　　Fax：03-5689-8030

特集/今こそ学ぶべき網膜電図(ERG)

実験動物の ERG 記録

上野真治*

Key Words : ERG，網膜機能(retinal function)，マウス(mouse)，サル(monkey)，ウサギ(rabbit)

Abstract : 実験動物において ERG は網膜機能を評価する最良な方法である．臨床の ERG とは異なり，動物実験では標準的なプロトコールがないため，各施設で目的にあった適切な ERG 記録を選択する必要がある．また，全身麻酔を用いるため，臨床に比べ多くの種類の ERG を記録でき，まぶしさによる眼球運動を気にせず比較的きれいな波形が記録できる．一方，動物種によって網膜の構造や構成する細胞が若干異なるため，使用する動物の網膜特性について理解が必要である．通常行われる ERG は暗順応下と明順応下の弱い刺激から強い刺激までのフラッシュ ERG で，通常 a，b 波の振幅や潜時を評価するが，それ以外にも律動様小波，scotopic threshold response(STR)，c 波など，目的に応じて評価する波形を選択するとよい．一方，通常のフラッシュ ERG に加えて，ON-OFF ERG や局所 ERG の記録により，精密に網膜機能を評価できる．ERG について理解を深めれば，より詳細な網膜機能を適切に評価できるようになる．

はじめに

　実験動物においては，視力や視野などの自覚的検査を評価するのは困難であり，ERG は網膜機能を評価する最も優れた方法である．臨床における ERG の記録に関しては，国際臨床視覚電気生理学会(ISCEV)が推奨する ERG の記録方法を提示しており[1]，これに従って記録されることが多いが，動物実験において推奨されるプロトコールはない．そのため，各施設が対象となる実験動物に最も適切と考える方法で ERG を記録する必要がある．動物実験における ERG のメリットは，全身麻酔で行うため体動などによるノイズがないこと，長い時間記録が可能で多くの光刺激条件で記録できること，まぶしさを考慮する必要がないため比較的強い刺激で記録できることが挙げられ

る．そのため実験動物の ERG は，臨床における ERG とは異なる部分が多い．本稿では筆者が行ってきた動物 ERG の記録法について概説する．

動物種による網膜機能の相違

　動物 ERG を記録するにあたり，表 1 に示す通り，実験動物による利点と欠点がある．特に全視野 ERG の記録で頭に入れておかなければいけないのは，動物種による錐体経路の違いである．ヒトでは錐体系情報処理には，光刺激により脱分極する ON 型双極細胞を通した経路と，光刺激により過分極する OFF 型双極細胞を通した 2 つの経路があることが知られている．一方，マウスなどのげっ歯類では OFF 型の双極細胞の経路が ERG ではほとんど捉えられない．そのため，霊長類の ERG とげっ歯類の錐体 ERG では波形は似ていても，構成する細胞成分が異なることを頭に入れておく必要がある．また，霊長類以外の哺乳類では

---

* Shinji UENO, 〒036-8562　弘前市在府町 5　弘前大学大学院医学研究科眼科学教室，主任教授

表 1. 実験動物による利点と欠点

	サル	ウサギ	マウス
利点	・眼球が大きい ・黄斑がある ・錐体 ERG がヒトとほぼ同じ	・眼球が大きい ・遺伝子改変も可能	・遺伝子改変が容易 ・繁殖がはやい ・飼育が容易
欠点	・高価 ・扱いが難しい ・動物愛護の観点	・比較的高価	・眼球が小さい ・黄斑がない ・錐体 ERG がヒトと異なる

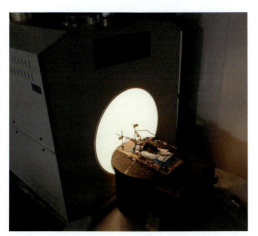

図 1. 臨床で使われていた全視野刺激 ERG の装置を用いたマウスの ERG を記録

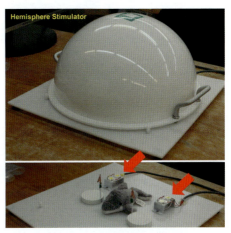

図 2. メイヨー社製の小動物用 ERG 装置
A：ドーム外観
B：装置内部．LED（赤矢印）が2つ入っており，LED で光刺激を行うため，様々な光刺激を作ることができる．この装置は LED が上向きに配置されており，ドームから反射する間接光が網膜に照射されるため，網膜全体に均一な光刺激が与えられるように工夫されている．

黄斑は持っておらず，ウサギやイヌなどでは，中心が視細胞密度周囲よりやや高い部分があるだけである．したがって，黄斑の機能研究には霊長類を用いる必要がある．

ERG のセッティング

ERG 装置は，光刺激装置と記録装置の2つで成り立っている．通常臨床に使われている皮膚電極 ERG や，LED 内蔵型コンタクトレンズによる ERG は，光刺激と記録装置が一体となっており，動物の ERG にそのまま利用するのは難しい．光刺激装置に関しては，臨床用に開発された全視野ドームを使うこととともあれば（図1），動物専用に作られた全視野刺激装置を用いることもある（図2）．動物実験における ERG は様々な刺激条件で記録できたほうが，網膜機能を多方面から解析できるため，筆者は光刺激の色や強さを選べるような刺激装置を好んで用いている．一方，ERG にそれほど詳しくない方には，刺激と電極が一体型となっているようなものも近年では発売されており（図3），そちらのほうが扱いやすいかもしれない．動物の ERG 装置に関しては，日本ではメイヨー社（愛知県稲沢市，http://mayo.on.coocan.jp/）が光刺激装置から記録装置まで自社で製造販売しており，動物の ERG の記録を考えている方は相談にのってもらうとよい．

ERG 記録にあたって

1. 麻 酔

以前はケタミン（ketamin）とキシラジン（xylazine）を混合して用いることが多かったが，ケタミンが麻薬に指定され使用が煩雑になったため，

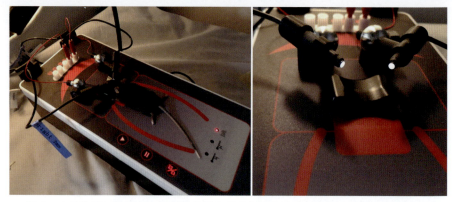

図 3. 小動物用に開発された刺激装置と記録装置が一体型となった ERG 装置　A|B
（Diagnosis 社製）
A：マウス ERG の記録の外観．ヒーターもついておりマウスの体温も管理できる．
B：LED 内蔵型の電極となっている．セッティングは容易である．

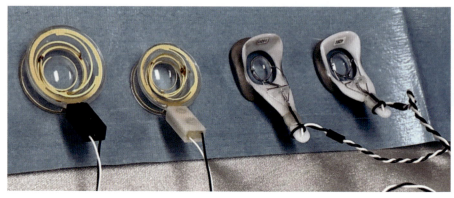

図 4. 双極電極のコンタクトレンズ
サル用，ウサギ用の電極を眼球の大きさにより使い分けている．

筆者はマウスでは3種類の混合麻酔（メデトミジン・ミダゾラム・ブトルファノール）を使っている．ただ，麻酔の種類により ERG 波形が異なることも知られており注意する必要がある．例えばケタミンは NMDA 受容体拮抗薬であり，網膜にも NMDA 受容体があるため ERG の波形に影響するとされている．神経伝達物質をノックアウトしたマウスの解析では，ノックアウトしたものが麻酔に影響されないかを確認しておく必要がある．また，ERG の波形は体温によって影響されることが知られており，麻酔後に体温を一定に保つことが望まれる．電気で温めるタイプのものもあるがノイズが発生するので，筆者は小動物には使い捨てカイロを使用している．

2．電　極

ERG は関電極と不関電極の電位差を波形として記録している．動物種によって目の大きさが異なるため，適切な大きさの電極を用いる必要がある．サルやウサギのような比較的大きな目を持つ動物であれば，関電極と不関電極が1つになった双極型のコンタクトレンズ電極を用いると比較的簡単に ERG が記録できる（図4）．また，LED 内蔵型のコンタクトレンズ電極を用いれば，刺激用のドームも不要である．ただし，動物は月齢により眼球の大きさが変化するため，それに合わせて複数の電極を準備しなくてはいけない．マウスやラットの眼球は小さいため，電極を適切に装着するのが難しい．筆者は以前，金の針金を使って自作の電極を使用していたが（図5），若手研究者が手技を習得するまで時間を要すため，近年では比較的装着が容易である，メイヨー社のマウスやラット用のコンタクトレンズ電極を使用している

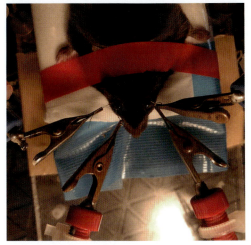
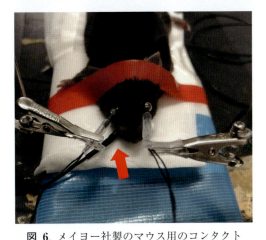

図 5．金の針金を加工した電極
角膜頂点に触れている電極が関電極となり結膜囊内に入っている電極が不関電極となる．両眼に電極が装着されている状態．この電極を使用すれば，眼球の大きさによらずERGが記録できる．

図 6．メイヨー社製のマウス用のコンタクトレンズ電極
両眼に角膜を覆うようにコンタクトレンズ電極が装着されている．不関電極は口腔内に装着されている（赤矢印）．

（図 6）．臨床ではアースを使用するが，筆者は動物ERGではアースを使用していない．

3．ノイズ除去

臨床でも実験動物でもノイズの除去は，重要である．振幅が小さい場合，波形はノイズのなかに埋もれてしまうため，加算回数を増やし，signal/noise比（S/N比）を上げる必要がある．そのため，振幅が小さいときは加算を多くし（約10〜30回），波形が十分に大きければ2〜3回程度の加算平均で記録することが多い．ノイズが多い条件でERGを記録すると加算回数を増やすために時間がかかり，動物が麻酔から覚醒して予定していたERGを記録できないことがある．そのため，麻酔をかける前にできるだけ環境ノイズを除去しておく必要がある．ノイズで問題になるのがハムノイズと呼ばれる商用電源周波数の50〜60 Hzの成分である．どうしてもハムノイズが除去しきれない場合にはノッチフィルタと呼ばれる50〜60 Hzの成分を除去する方法が一般的であるが，ERGの特にa波には50〜60 Hzの成分を多く含んでおりERGの波形に影響を及ぼすことが知られている．メイヨー社のPuREC（ピュレック）はハムノイズだけを除去する機能が搭載されて，きれいな波形を取得することができる．

4．暗順応と明順応

げっ歯類では，暗順応の時間は臨床で行うよりも長くすることが勧められている．通常であれば，前日から暗順応を行えばよいが，何か処置をした後にERGを記録する場合など，暗順応を長くかけられないときもある．筆者自身の経験では通常のマウスであれば，1時間の暗順応でも十分に暗順応下のERGは記録できると考えている．一方，暗順応下のERGを記録した後に明順応（背景光30 cd/m²）は必ず10分は行うようにする．これは明順応をしている間にERGの振幅が増強することが知られており[2]，暗順応後すぐに測定したERGより，明順応を10分した後のERGの振幅が約1.5倍程度増大することが知られている[3]．

フラッシュERGの記録

ERGの波形は網膜の様々な細胞から構成されており（他稿「ERGの波形の起源と波形の考え方」参照），自分が評価をしたい細胞の機能を見ることができるような光刺激条件を用いてERGを記録する必要がある．特殊な条件はたくさんあるが，まずは一般的な網膜機能の評価法として最も用いられる全視野の暗順応下と，明順応下のフラッシュERGについて説明する．

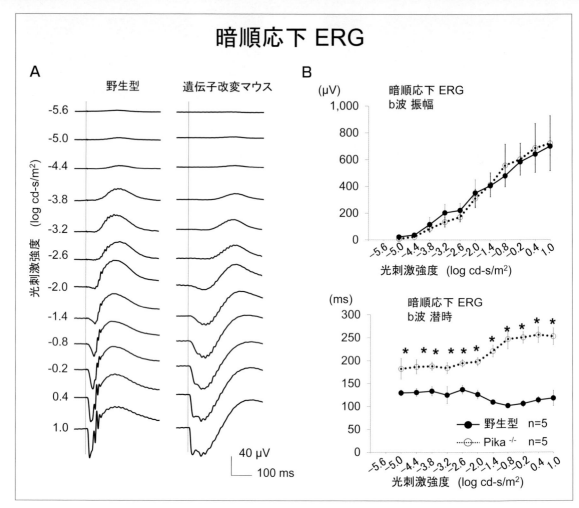

図7. 12段階の刺激強度により記録した暗順応下のERG
A：野生型のERG(左)と遺伝子改変(Pikachurin KO)マウスのERG(右)
B：b波振幅と光刺激強度(上段)，b波潜時と光刺激強度(下段)をプロットすると，野生型と遺伝子改変マウスのERGの違いがわかりやすい．遺伝子改変マウスのERGは，b波の振幅は野生型と変わらないが潜時が大きく遅れているのがわかる．

(文献3より改変)

1. 暗順応下フラッシュERG

ISCEVの推奨する臨床におけるフラッシュERGでは，暗順応下のERGは2つもしくは3つ，明順応下では1つの光刺激強度で記録することが勧められている(他稿「ERGの記録法の実際：ISCEVプロトコール」参照)．しかし，動物実験においては，多くの段階の光刺激強度でERGを記録することにより，より正確に網膜機能を評価することができる．通常は，波形がわずかに出る程度の刺激強度から，刺激装置の許す最大光刺激強度(通常1.0～2.0 log cd-s/m²)でERGを何段階かで記録する．例えば，図7に野生型と遺伝子改変(Pikachurin KO)マウスの波形を示す．自施設では暗順応下では−5.6 log cd-s/m²刺激～1.0 log cd-s/m²までの刺激を12段階か，もしくは7段階で記録している．何段階の光刺激でERGを記録するかは，状況に応じて決めればよいが，少なくとも5段階くらいは記録したいところである．光刺激の間隔は刺激による順応を考慮し，弱い刺激では2,3秒程度で行い，光刺激が強くするのに合わせて光刺激の間隔を空けるようにする．最大の刺激の場合には，30秒～1分程度は空けたほうがよいであろう．

波形に関しては，図7に示すように刺激強度に

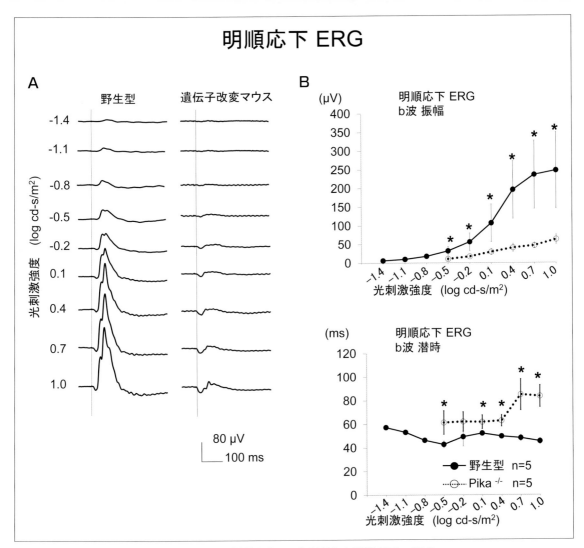

図 8. 9段階の刺激強度により記録した明順応下の ERG
A：野生型の ERG（左）と遺伝子改変(Pikachurin KO)マウスの ERG（右）
B：b波振幅と光刺激強度（上段），b波潜時と光刺激強度（下段）をプロットすると，遺伝子改変(Pikachurin KO)マウスでは，振幅が減弱し潜時も延長していることがわかる．また，遺伝子改変マウスの ERG の b 波の振幅が著しく低下しているのがわかる．

（文献 3 より改変）

より ERG が徐々に変化していくのがわかる．野生型では刺激の弱いところから強いところにかけて b 波の振幅が増大し，その後 a 波が出現し，さらなる刺激の増強に伴って a 波の振幅も増大する．ただ，ある程度の刺激強度までいくと a 波の振幅もプラトーに達する．

　ERG のデータを発表するときは図 7-B，8-B に示すように，刺激強度と振幅や潜時の関係をグラフで示し，自分の調べたい実験動物が野生型に統計学的な有意差があるかを検討する．

2．明順応下フラッシュ ERG

　明順応下 ERG は約 30 cd/m² の背景光をつけながら ERG を記録する．暗順応下の ERG と同様，できるだけ広い範囲の刺激強度で ERG を記録する．図 8 では -1.4 log cd-s/m²〜1.0 log cd-s/m² までの 9 段階で ERG を記録しているが，筆者は簡易的には 4 段階で記録することも多い．錐体 ERG の記録では光刺激により順応状態が変わる

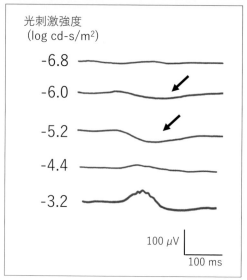

図 9. Scotopic threshold response(STR)
弱い光刺激から徐々に強度を上げていくと b 波が出るより弱い刺激で,STR と呼ばれる潜時の遅い低周波な陰性成分がみられる(黒矢印).

ことはないので,刺激間隔は 1 秒で十分であり,10～20 回くらいを加算平均することが多い.

波形は刺激強度の増大とともに b 波の振幅が徐々に増大していくが,やがてプラトーに達する.ヒトやサルでは錐体 ERG の刺激を強くしていくと一度大きくなった b 波の振幅が今度は小さくなる photopic hill と呼ばれる現象が知られているが[4)5)],げっ歯類では photopic hill は起こらない.また,げっ歯類の a 波の振幅は小さいことが知られている.

臨床では錐体系の反応としてフリッカ ERG を記録するが,マウスやラットの ERG ではフリッカ ERG を記録することは少ない.フリッカ ERG を構成する細胞成分もヒトと霊長類以外の哺乳類では異なる.ヒトでは ON 型双極細胞の経路と OFF 型双極細胞の経路の 2 つの重なりによってできているが[6)],マウスなどでは ON 型双極細胞の経路から主に構成されている[7)].

ERG で得られる様々な波形(a,b 波以外)

1.律動様小波(oscillatory potentials:OPs)

OPs は,b 波上にみられる周波数の高い波であるが,図 7,8 に示すように,多くの ERG 波形にみられる.ヒトでは暗順応下の弱い刺激の ERG ではみられないが,げっ歯類では,$-3.8\,\mathrm{log\,cd\text{-}s/m^2}$～$-2.0\,\mathrm{log\,cd\text{-}s/m^2}$刺激による ERG でも OPs がみられる.OPs の起源はアマクリン細胞などの網膜の内層由来の成分とされており[8)],糖尿病モデルなどで網膜の比較的内層の評価として OPs が用いられる.OPs は,a 波や b 波と比較して順応状態により影響を受けやすいため評価には注意が必要である[8)].例えば,暗順応下で 1 回目の光刺激と 20 秒後に行う 2 回目の刺激による ERG では,a 波,b 波はそれほど変わらなくても OPs の波形はかなり異なる.そのため,OPs を評価する際には,順応状態が異なる波形を加算平均するのではなく,例えば暗順応後の 2 回目のフラッシュ ERG の波形を評価するなど,常に同じ条件で記録した ERG を評価する必要がある.

2.Scotopic threshold response(STR)

STR は長時間(一晩)の暗順応後に,b 波が出るより弱い刺激で得られる陰性成分で神経節細胞由来の電位である(図 9).長時間の暗順応や絶対暗室が必要なことから臨床で記録するのは困難であるが,動物実験では比較的容易に記録できる.

Frishman らは陰性型の STR に加え陽性型の STR について報告しており,マウスなどの神経節細胞の評価に使われることがある[9)].臨床では神経節細胞の評価として錐体ERGのphotopic negative response(PhNR)がよく知られているが[10)],げっ歯類の PhNR には神経節細胞の成分が少ないと報告されており,STR で評価するほうが優れているとされている[11)].

3.c 波

臨床では網膜色素上皮の機能を評価する電気生理学的な手法として眼球電図(EOG)が知られているが,EOG の代わりに網膜色素上皮の機能を見る評価法として c 波が利用されることがある.c 波は a,b 波に続く緩徐で比較的大きな波で,刺激後 5 秒前後のところに頂点がくる波形である(図 10).全身麻酔下の実験動物では比較的容易に

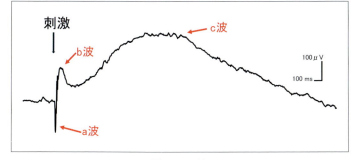

図 10. c 波
暗順応下の 1.0 log cd-s/m² の刺激によって記録された c 波.周波数帯域を 0.02〜100 Hz(通常は 1〜1,000 Hz)とし,記録時間を 6 秒(通常は 500 ms)とした.

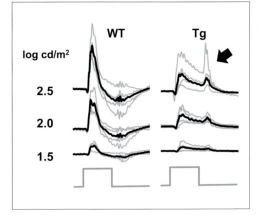

図 11. 野生型と遺伝子改変網膜変性ウサギの ON-OFF ERG
野生型(WT)の ON-OFF ERG に比べると遺伝子改変網膜変性ウサギ(Tg)の ERG では,光刺激の消失時に陽性波が出現している(黒矢印).これは,ウサギでは通常発達してない OFF 経路が,変性過程における網膜のリモデリングにより,形成されたことを示している.

(文献 12 より改変)

記録できるが,記録するためには,周波数帯域の下限を通常の 0.3〜1 Hz から 0.01〜0.02 Hz まで下げ,記録時間を約 5 秒以上に延長する必要がある.フラッシュ刺激でも c 波の記録はできるが,2〜10 秒程度の長めの光刺激で記録されることが多い.刺激光や評価の方法などは,各施設によって異なる.視細胞の障害によっても c 波は減弱するため,網膜変性モデルでは評価が難しいが,網膜色素上皮が特異的に障害される動物モデルでは c 波の評価は有効である.

その他の ERG の記録法

1. 矩形波刺激による ON-OFF ERG

近年は ERG の光刺激に LED を用いられることが多く,様々な光刺激を作り出すことができるようになった.光刺激が 100〜200 ms の矩形波刺激による ERG(ON-OFF ERG)も LED を用いることにより,今までより強い光刺激で記録できるようになった.臨床では ON-OFF ERG は光刺激を強くするとまぶしさにより眼球が動いてしまい,記録が難しいが,実験動物では強い刺激の ON-OFF ERG も容易に記録できる.ON-OFF ERG では,光が消失したときの ERG 波形(OFF 反応)が動物種によってかなり異なる.これは前述したように OFF 経路の発達が動物種によって異なるためで,ヒトを含む霊長類では光刺激の消失時に OFF 型双極細胞が脱分極を起こし陽性波が出現するが,OFF 経路が発達していない他の動物では,光刺激の消失時に陽性波は出現しない.図 11 は,遺伝子改変網膜変性ウサギにて,通常は発達してない OFF 経路が,変性過程における網膜のリモデリングにより,形成されていることを示している[12].矩形波刺激を用いることにより通常のフラッシュ ERG では得られない光刺激の ON と OFF による反応を区別できるため,錐体の機能解析には有用である.

2. (多)局所 ERG

臨床ではしばしば(多)局所 ERG が,網膜の局所的な機能を評価するのに利用される.全身麻酔下で記録する ERG では,動物は固視できないため,眼底をモニタリングしながら(多)局所 ERG を記録する必要がある.多局所 ERG は固視を合わせて記録することは可能ではあるが,非常に困難である.名古屋大学名誉教授の三宅らが開発した黄斑部局所 ERG は,眼底を近赤外光でモニターすることができ,ウサギやサルなどの比較的眼球の大きな動物において局所の応答を比較的容易に記録することができる.特にサルを用いた黄斑機能の解析には非常に有用なツールとなりうる(図 12).

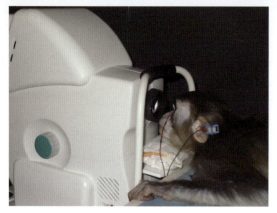

図 12. サルからの局所 ERG の記録

おわりに

本稿では，筆者自身の経験をもとに動物 ERG について解説したが，動物 ERG は統一された基準がないため，各施設によって記録方法が大きく異なる．したがって，今回解説した方法と自施設で行っている方法が異なっていても，今までの方法で記録していただければよい．動物実験の ERG は臨床とは異なり様々な条件で ERG を記録できるため，ERG について理解を深めれば，より詳細に網膜機能を評価できるようになる．本稿が皆様の知識の発展に少しでも役立てば幸いである．

文 献

1) Robson AG, Frishman LJ, Grigg J, et al：ISCEV Standard for full-field clinical electroretinography（2022 update）. Doc Ophthalmol, 144：165-177, 2022.
   Summary ISCEV が推奨するプロトコール．臨床の ERG を記録する際の指針が書かれている．
2) Peachey NS, Goto Y, al-Ubaidi MR, et al：Properties of the mouse cone-mediated electroretinogram during light adaptation. Neurosci Lett, 162：9-11, 1993.
3) Nagaya M, Ueno S, Kominami T, et al：Pikachurin Protein Required for Increase of Cone Electroretinogram B-Wave during Light Adaptation. PLoS One, 10：e0128921, 2015.
4) Wali N, Leguire LE：The photopic hill：a new phenomenon of the light adapted electroretinogram. Doc Ophthalmol, 80：335-345, 1992.
   Summary Photopic hill について書かれた原著．
5) Ueno S, Kondo M, Niwa Y, et al：Luminance dependence of neural components that underlies the primate photopic electroretinogram. Invest Ophthalmol Vis Sci, 45：1033-1040, 2004.
6) Kondo M, Sieving PA：Primate photopic sine-wave flicker ERG：vector modeling analysis of component origins using glutamate analogs. Invest Ophthalmol Vis Sci, 42：305-312, 2001.
7) Kominami T, Ueno S, Nakanishi A, et al：Temporal Properties of Cone ERGs of Pikachurin Null Mutant Mouse. Invest Ophthalmol Vis Sci, 57：1264-1269, 2016.
8) Wachtmeister L：Oscillatory potentials in the retina：what do they reveal. Prog Retin Eye Res, 17：485-521, 1998.
9) Saszik SM, Robson JG, Frishman LJ：The scotopic threshold response of the dark-adapted electroretinogram of the mouse. J Physiol, 543：899-916, 2002.
10) Frishman L, Sustar M, Kremers J, et al：ISCEV extended protocol for the photopic negative response（PhNR）of the full-field electroretinogram. Doc Ophthalmol, 136：207-211, 2018.
11) Smith BJ, Wang Xu, Chauhan BC, et al：Contribution of retinal ganglion cells to the mouse electroretinogram. Doc Ophthalmol, 128：155-168, 2014.
    Summary マウス ERG の様々な波形に関する網膜神経節細胞の関与について書いてある原著．
12) Kominami T, Ueno S, Okado S, et al：Contributions of Second- and Third-Order Retinal Neurons to Cone Electroretinograms After Loss of Rod Function in Rhodopsin P347L Transgenic Rabbits. Invest Ophthalmol Vis Sci, 58：1417-1424, 2017.

Monthly Book

OCULISTA

2018. **3**月増大号
No. **60**

進化する OCT活用術
―基礎から最新まで―

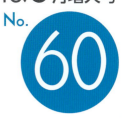

編集企画
● 辻川明孝　京都大学教授
2018年3月発行　B5判　134頁　定価5,500円（本体5,000円+税）

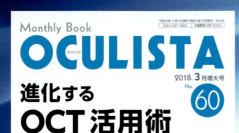

いまや眼科診療に欠かせない存在となった OCT。
進化を続ける **OCT 活用術の基礎から応用まで**、
疾患ごとにエキスパートが徹底解説。
日常診療ですぐに役立つ必携の一書です！

目次
- OCTの現在・未来
- 前眼部OCT
- 緑内障
- 網膜硝子体界面病変のOCT
- 糖尿病網膜症，網膜静脈閉塞症，網膜動脈閉塞症
- 中心性漿液性脈絡網膜症とMacTel
- 加齢黄斑変性などの脈絡膜新生血管
- 強度近視
- 原因不明の視力障害・視細胞外節病・AZOORなど
- 網膜変性疾患におけるOCTの活用
- 腫瘍・悪性リンパ腫
- ぶどう膜炎・原田病
- 視神経疾患
- 網膜疾患に対するOCT angiography
- 脈絡膜血管病変のOCT angiography所見

全日本病院出版会
〒113-0033　東京都文京区本郷 3-16-4　Tel:03-5689-5989
www.zenniti.com　　　　　　　　　　　　Fax:03-5689-8030

FAX による注文・住所変更届け

改定：2024 年 1 月

毎度ご購読いただきましてありがとうございます．

読者の皆様方に弊社の本をより確実にお届けさせていただくために，FAX でのご注文・住所変更届けを受けつけております．この機会に是非ご利用ください．

◎ご利用方法

FAX 専用注文書・住所変更届けは，そのまま切り離して FAX 用紙としてご利用ください．また，注文の場合手続き終了後，ご購入商品と郵便振替用紙を同封してお送りいたします．**代金が税込 5,000 円をこえる場合，代金引換便とさせて頂きます**．その他，申し込み・変更届けの方法は電話，郵便はがきも同様です．

◎代金引換について

代金が税込 5,000 円をこえる場合，代金引換とさせて頂きます．配達員が商品をお届けした際に，現金またはクレジットカード・デビットカードにて代金を配達員にお支払い下さい(本の代金＋消費税＋送料)．(※年間定期購読と同時に 5,000 円をこえるご注文を頂いた場合は代金引換とはなりません．郵便振替用紙を同封して発送いたします．代金後払いという形になります．送料は，定期購読を含むご注文の場合は弊社が負担します)

◎年間定期購読のお申し込みについて

年間定期購読は，1 年分を前金で頂いておりますため，代金引換とはなりません．郵便振替用紙を本と同封または別送いたします．送料弊社負担，また何月号からでもお申込み頂けます．

毎年末，次年度定期購読のご案内をお送りいたしますので，定期購読更新のお手間が非常に少なく済みます．

◎住所変更届けについて

年間購読をお申し込みされております方は，その期間中お届け先が変更します際，必ずご連絡下さいますようよろしくお願い致します．

◎取消，変更について

取消，変更につきましては，お早めに FAX，お電話でお知らせ下さい．

返品は，原則として受けつけておりませんが，返品の場合の郵送料はお客様負担とさせていただきます．その際は必ず弊社へご連絡ください．

◎ご送本について

ご送本につきましては，ご注文がありましてから約 1 週間前後とみていただきたいと思います．

◎個人情報の利用目的

お客様から収集させていただいた個人情報，ご注文情報は本サービスを提供する目的(本の発送，ご注文内容の確認，問い合わせに対しての回答等)以外には利用することはございません．

その他，ご不明な点は弊社までご連絡ください．

株式会社 全日本病院出版会

〒 113-0033 東京都文京区本郷 3-16-4-7F
電話 03(5689)5989　FAX03(5689)8030　郵便振替口座 00160-9-58753

FAX 専用注文書

年　　月　　日

○印	MB　OCULISTA 5 周年記念書籍	定価(税込)	冊数
	すぐに役立つ眼科日常診療のポイント―私はこうしている―	10,450 円	

(本書籍は定期購読には含まれておりません)

○印	MB　OCULISTA	定価(税込)	冊数
	2025 年 1 月～12 月定期購読（送料弊社負担）	41,800 円	
	2024 年バックナンバーセット(No. 130～141：計 12 冊)（送料弊社負担）	41,800 円	
	2023 年バックナンバーセット(No. 118～129：計 12 冊)（送料弊社負担）	41,800 円	
	No. 132　眼科検査機器はこう使う！　増大号	5,500 円	
	No. 120　今こそ学びたい！眼科手術手技の ABC　増大号	5,500 円	
	No. 108　「超」入門 眼瞼手術アトラス―術前診察から術後管理まで―　増大号	5,500 円	
	No. 96　眼科診療ガイドラインの活用法　増大号	5,500 円	

MB　OCULISTA バックナンバー （号数と冊数をご記入ください）

No.　　／　　冊　　No.　　／　　冊　　No.　　／　　冊
No.　　／　　冊　　No.　　／　　冊　　No.　　／　　冊

○印	PEPARS	定価(税込)	冊数
	2025 年 1 月～12 月定期購読 （送料弊社負担）	42,020 円	
	PEPARS No. 195 顔面の美容外科 Basic & Advance　増大号	6,600 円	
	PEPARS No. 171 眼瞼の手術アトラス―手術の流れが見える―　増大号	5,720 円	

PEPARS バックナンバー （号数と冊数をご記入ください）

No.　　／　　冊　　No.　　／　　冊　　No.　　／　　冊
No.　　／　　冊　　No.　　／　　冊　　No.　　／　　冊

○印	書籍	定価(税込)	冊数
	角膜テキスト臨床版―症例から紐解く角膜疾患の診断と治療―	11,000 円	
	ファーストステップ！子どもの視機能をみる―スクリーニングと外来診療―	7,480 円	
	ここからスタート！眼形成手術の基本手技	8,250 円	
	超アトラス 眼瞼手術―眼科・形成外科の考えるポイント―	10,780 円	

お名前　フリガナ　　　　　　　　　　印　　診療科

ご送付先　〒　　－　　　□自宅　　□お勤め先

電話番号　　　　　　　　　　□自宅　　□お勤め先

雑誌・書籍の申し込み合計
5,000 円以上のご注文
は代金引換発送になります

―お問い合わせ先―
㈱全日本病院出版会営業部
電話 03(5689)5989

FAX 03(5689)8030

全日本病院出版会行

FAX 03-5689-8030

年　月　日

住 所 変 更 届 け

お名前	フリガナ
お客様番号	毎回お送りしています封筒のお名前の右上に印字されております8ケタの番号をご記入下さい。
新お届け先	〒　　　　都道府県
新電話番号	（　　　　）
変更日付	年　月　日より　　　　月号より
旧お届け先	〒

※ 年間購読を注文されております雑誌・書籍名に✓を付けて下さい。

☐ Monthly Book Orthopaedics （月刊誌）

☐ Monthly Book Derma. （月刊誌）

☐ Monthly Book Medical Rehabilitation （月刊誌）

☐ Monthly Book ENTONI （月刊誌）

☐ PEPARS （月刊誌）

☐ Monthly Book OCULISTA （月刊誌）

FAX 03-5689-8030

全日本病院出版会行

Monthly Book OCULISTA バックナンバー一覧

2024.12. 現在

通常号 3,300 円(本体 3,000 円+税)　　　増大号 5,500 円(本体 5,000 円+税)

2021 年

No. 94　達人に学ぶ！最新緑内障手術のコツ　編／谷戸正樹

No. 95　確かめよう！乱視の基礎　見直そう！乱視の診療
　　　　　　　　　　　　　　　　　　　　編／大内雅之

No. 96　眼科診療ガイドラインの活用法 増大
　　　　　　　　　　　　　　　　　　　　編／白根雅子

No. 97　ICL のここが知りたい―基本から臨床まで―
　　　　　　　　　　　　　　　　　　　　編／北澤世志博

No. 98　こども眼科外来　はじめの一歩
　　　　　　―乳幼児から小児まで―
　　　　　　　　　　　　編／野村耕治・中西(山田)裕子

No. 99　斜視のロジック　系統的診察法　編／根岸貴志

No. 100　オキュラーサーフェス診療の基本と実践
　　　　　　　　　　　　　　　　　　　　編／近間泰一郎

No. 101　超高齢者への眼科診療―傾向と対策―
　　　　　　　　　　　　　　　　　　　　編／小野浩一

No. 102　水晶体脱臼・偏位と虹彩欠損トラブル
　　　　　　　　　　　　　　　　　　　　編／小早川信一郎

No. 103　眼科医のための学校保健ガイド―最近の動向―
　　　　　　　　　　　　　　　　　　　　編／柏井真理子

No. 104　硝子体混濁を見逃さない！　編／池田康博

No. 105　強度近視・病的近視をどう診るか　編／馬場隆之

2022 年

No. 106　角結膜疾患における小手術
　　　　　　―基本手技と達人のコツ―　　編／小林　顕

No. 107　眼科医のための薬理学のイロハ　編／土至田 宏

No. 108　「超」入門　眼瞼手術アトラス
　　　　　　―術前診察から術後管理まで― 増大
　　　　　　　　　　　　　　編／嘉鳥信忠・今川幸宏

No. 109　放っておけない眼瞼けいれん
　　　　　　―診断と治療のコツ―　　　　編／木村亜紀子

No. 110　どう診る？ 視野異常　　　　　　編／松本長太

No. 111　基本から学ぶ！ぶどう膜炎診療のポイント
　　　　　　　　　　　　　　　　　　　　編／南場研一

No. 112　年代別・目的別 眼鏡・コンタクトレンズ処方
　　　　　　―私はこうしている―　編／野田 徹・前田直之

No. 113　ステップアップ！黄斑疾患診療
　　　　　　―コツとピットフォールを中心に―　編／井上 真

No. 114　知らないでは済まされない眼病理
　　　　　　　　　　　　　　　　　　　　編／久保田敏昭

No. 115　知っておきたい！眼科の保険診療　編／柿田哲彦

No. 116　眼科アレルギー疾患アップデート
　　　　　　　　　　　　　　　　　　　　編／海老原伸行

No. 117　眼と全身疾患―眼科医からのメッセージ―
　　　　　　　　　　　　　　　　　　　　編／山田晴彦

2023 年

No. 118　低侵襲緑内障手術(MIGS)の基本と実践
　　　　　　―術式選択と創意工夫―　　編／稲谷 大

No. 119　再考！角膜炎診療
　　　　　　―感染性角膜炎の病原体と標的治療―　編／戸所大輔

No. 120　今こそ学びたい！眼科手術手技の ABC 増大
　　　　　　　　　　　　　　　　　　　　編／太田俊彦

No. 121　プレミアム眼内レンズ アップデート
　　　　　　　　　　　　　　　　　　　　編／國重智之

No. 122　眼腫瘍診断テクニック―臨床所見と画像診断―
　　　　　　　　　　　　　　　　　　　　編／臼井嘉彦

No. 123　まずはここから！ 涙道診療の立ち上げ
　　　　　　―クリニックから大学病院まで―　編／白石 敦

No. 124　複視の治療方針アプローチ　編／後関利明

No. 125　エキスパートに学ぶ！
　　　　　　眼外傷の治療選択と処置の実際　編／恩田秀寿

No. 126　眼のアンチエイジング　編／鈴木 智

No. 127　抗 VEGF 療法をマスターする！　編／古泉英貴

No. 128　ドライアイ診療の新時代　編／猪俣武範

No. 129　隅角検査道場―基本と実践―　編／庄司拓平

2024 年

No. 130　Step up！角膜移植術アップデート 編／林　孝彦

No. 131　臨床直結！見直したい光凝固療法
　　　　　　　　　　　　　　　　　　　　編／中尾新太郎

No. 132　眼科検査機器はこう使う！ 増大　編／二宮欣彦

No. 133　眼科手術の基本
　　　　　　―器具・操作のロジック―　　編／江口秀一郎

No. 134　オルソケラトロジー診療の基本のキ
　　　　　　―これから始める人に―　　　編／平岡孝浩

No. 135　押さえておきたい乱視・収差の診かた
　　　　　　―診断のポイントと対処法―　編／飯田嘉彦

No. 136　コンタクトレンズ処方＆ケア update
　　　　　　　　　　　　　　　　　　　　編／鈴木 崇

No. 137　今だから知りたい！老視研究・診療の最前線
　　　　　　　　　　　　　　　　　　　　編／根岸一乃

No. 138　隠れた所見を見逃すな！眼科画像診断アトラス
　　　　　　　　　　　　　　　　　　　　編／三浦雅博

No. 139　徹底的に基本を学ぶ！子どもの眼の手術入門
　　　　　　―術前計画・麻酔・手技・術後ケア― 編／森本 壮

No. 140　術者が伝えたい！
　　　　　　眼内レンズ挿入後のアフターフォロー
　　　　　　　　　　　　　　　　　　　　編／安田明弘

No. 141　分野別 エキスパートが伝授する手術適応の考え方
　　　　　　―タイミングと術式選択―　　編／西村栄一

各目次等の詳しい内容はホームページ(www.zenniti.com)をご覧ください.

次号予告（2月号）

眼瞼手術の勘どころ
―視機能・整容・再手術―

編集企画／九州大学助教　　　　　　田邉　美香

眼瞼疾患と視機能………………………野間　一列
眼瞼下垂手術とドライアイ………………林　　憲吾
先天眼瞼下垂と視機能，手術時期………根本　裕次
整容面を意識した上眼瞼皮膚弛緩症手術…小久保健一
挙筋短縮術・挙筋腱膜前転術……………今川　幸宏
前頭筋吊り上げ術………………………城野　美保ほか
眼瞼内反症手術・睫毛内反症手術………上笹貫太郎
炭酸ガスレーザーを用いた眼瞼手術……勝村　宇博
抗凝固薬・抗血小板薬服用の
　眼瞼手術，周術期管理…………………松田　弘道
眼瞼手術のトラブルシューティング，再手術
　………………………………………嘉鳥　信忠

編集顧問：村上　晶　順天堂大学名誉教授 **編集主幹**：高橋　浩　日本医科大学名誉教授 　　　　　　堀　裕一　東邦大学教授	**No. 142　編集企画**： 上野真治　弘前大学主任教授

Monthly Book OCULISTA　No. 142

2025 年 1 月 15 日発行（毎月 15 日発行）
定価は表紙に表示してあります.
Printed in Japan

発行者　　末　定　広　光
発行所　　株式会社　**全日本病院出版会**
〒 113-0033 東京都文京区本郷 3 丁目 16 番 4 号 7 階
　　　電話（03）5689-5989　Fax（03）5689-8030
　　　郵便振替口座 00160-9-58753
印刷・製本　三報社印刷株式会社　　電話（03）3637-0005
広告取扱店　㈱メディカルブレーン　電話（03）3814-5980

Ⓒ ZEN・NIHONBYOIN・SHUPPANKAI, 2025

・本誌に掲載する著作物の複製権・翻訳権・上映権・譲渡権・公衆送信権（送信可能化権を含む）は株式会社
　全日本病院出版会が保有します.
・ JCOPY ＜（社）出版者著作権管理機構　委託出版物＞
　本誌の無断複写は著作権法上での例外を除き禁じられています. 複写される場合は, そのつど事前に,（社）出版
　者著作権管理機構（電話 03-5244-5088, FAX 03-5244-5089, e-mail: info@jcopy.or.jp）の許諾を得てください.
・本誌をスキャン, デジタルデータ化することは複製に当たり, 著作権法上の例外を除き違法です. 代行業者等の
　第三者に依頼して同行為をすることも認められておりません.